U0142208

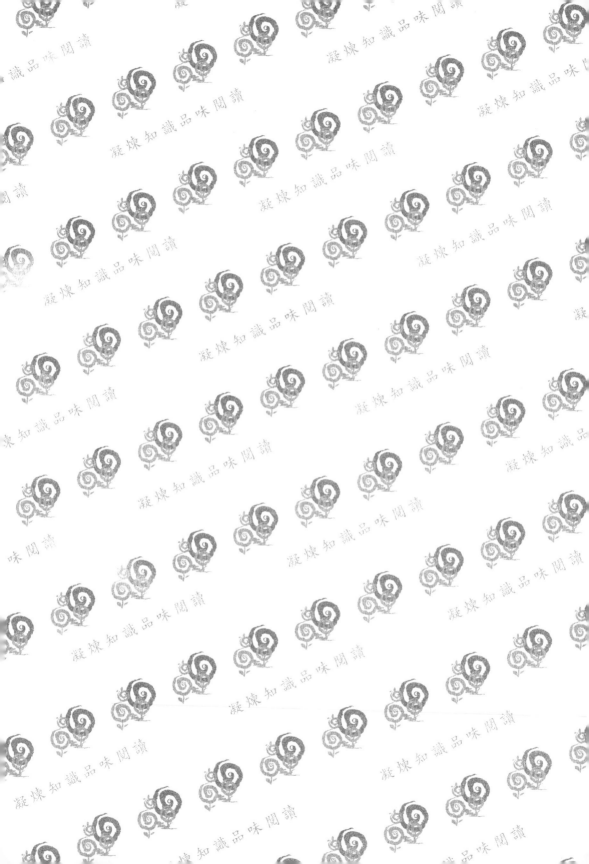

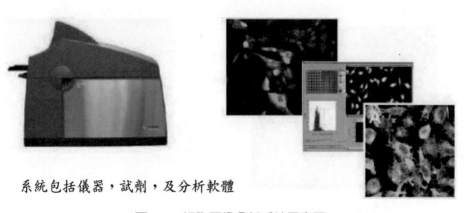

系統包括儀器，試劑，及分析軟體

圖 2-6　細胞圖像分析系統示意圖

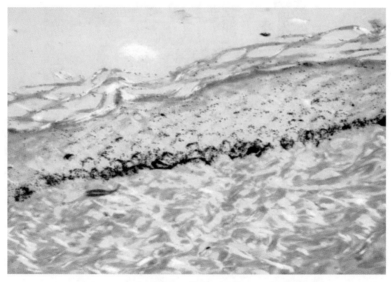

圖 2-7　花色豚鼠皮膚黑化模型組織切片圖

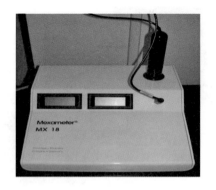

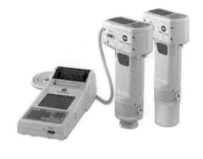

Mexameter   Chromameter

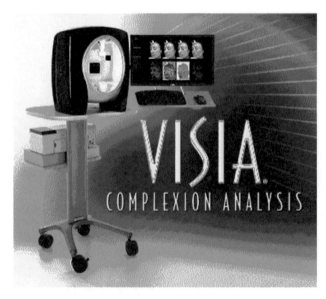

VISIA 數位皮膚分析儀（VISA complexion analysis）

圖 2-8   數種皮膚色澤分析儀器

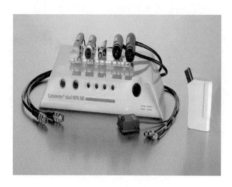

Lichtquelle → ← Unterdruck

Epidermis
Corium
Subcutis

皮膚彈性測試儀　　　　　皮膚彈性測試原理
Cutometer dual MPA580

圖 3-3 皮膚彈性測試儀 Cutometer dual MPA580

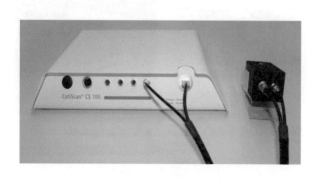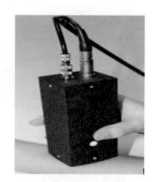

圖 3-4　皮膚黏彈性測試儀 CutiScan CS100

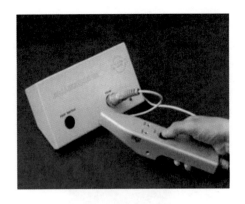

回彈性測試儀　　　　　　　　皮膚的動態回彈性能
Torsional Ballistometer

圖 3-5　皮膚扭矩衝擊式緻密度和回彈性測試儀 Torsional Ballistometer

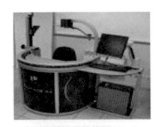　　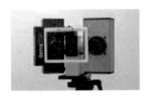　　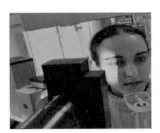

DermaTop　　　　VISIOFACE V4 感測器　　　藍色光源

1. 皮膚細紋測試

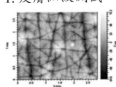　　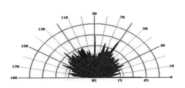　　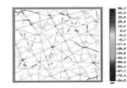

2. 皺紋測試：皺紋粗糙參數、體積、面積、平均深度

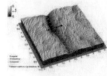 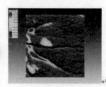 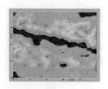 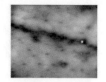

3. 皮膚毛孔測試：毛孔數量、面積和深度

   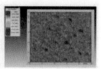

4. 眼袋測試：眼袋體積和表面積變化

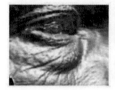 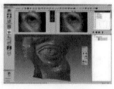 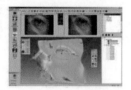

5. 唇紋測試：唇紋粗糙度參數

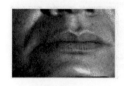 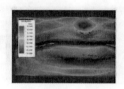 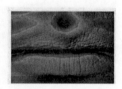

6. 皮膚蜂窩組織測試：蜂窩組織波浪粗糙參數、體積變化

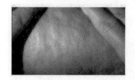 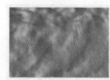 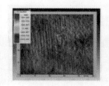

圖 3-8　皮膚快速成像分析系統 DermaTOP

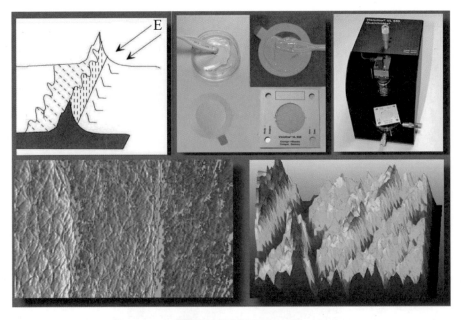

圖 3-9　皮膚皺紋測試儀器 Visoline VL650

資料來源：Courage & Khazaka, kdn, germany

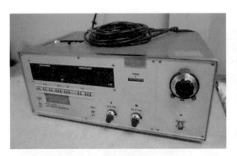

IBS-355

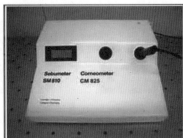

Corneometer® CM825

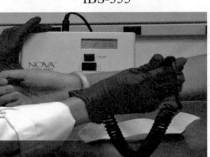

DPM® 9003（NOVA）

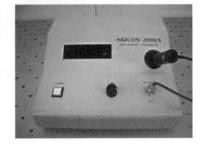

Skincon® 200

圖 4-2　皮膚含水量檢測儀

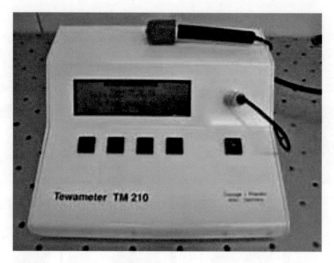

圖 4-4　皮膚水分經皮分散失儀（TM210 Tewameter）

資料來源：克達有限公司

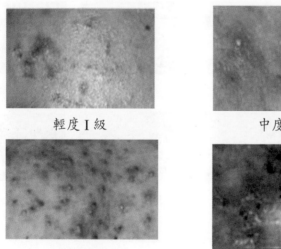

輕度 I 級

中度 II 級

輕度 III 級

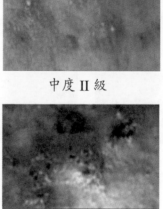

中度 IV 級

圖 5-1　Pillsbury 的四級分級法

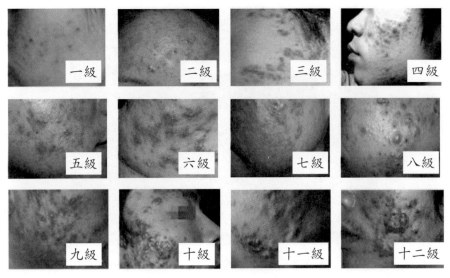

圖 5-2　Cunliffe 的 12 級分級

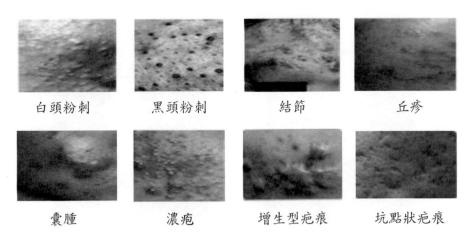

| 白頭粉刺 | 黑頭粉刺 | 結節 | 丘疹 |

| 囊腫 | 濃疱 | 增生型疤痕 | 坑點狀疤痕 |

圖 5-3　常見面部痤瘡的形

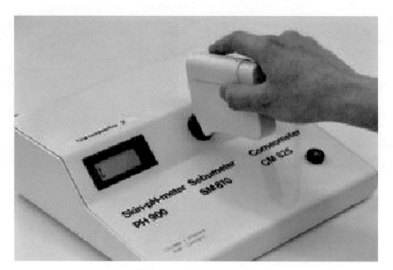

圖 5-7　皮膚皮脂含量測量儀（Sebumeter SM810PC）

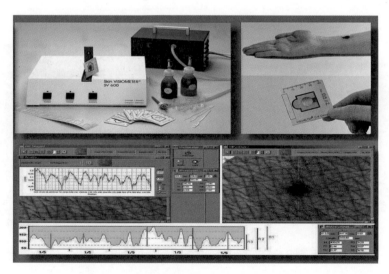

圖 5-8　皮膚脂質定量法（SEBUFIX 16）

資料來源：Courage & Khazaka, kdn, germany

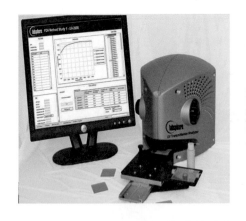
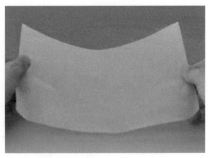

(a) Labsphere UV-2000S 紫外線透射　　　　　(b) Vitroskin 膠帶
　　分析儀器

圖 6-4　紫外線透射分析儀器及其基質材料

資料來源：藍菲光學公司

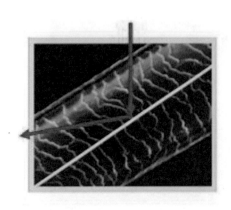
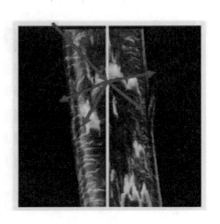

圖 7-5　頭髮表面平滑度對光反射的影響

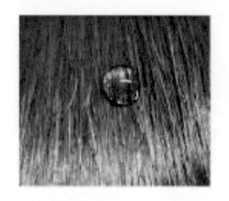 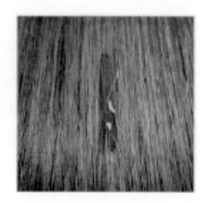

(a) 健康頭髮是疏水性，頭髮上的 (b) 漂白後的人類頭髮是親水性，
水珠不易滲透　　　　　　　　頭髮上的水珠迅速消失

圖 7-7　化學處理對頭髮疏水保護層的影響

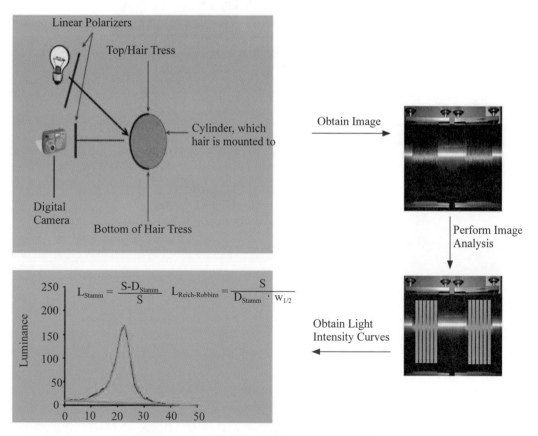

圖 7-20　以光反射影像圖定量頭髮光澤強度

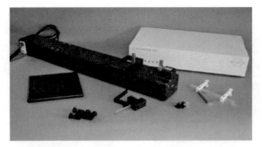

頭髮多功能測試系統 MTT175

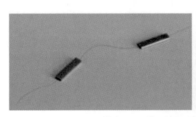 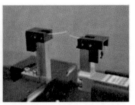

單根頭髮的拉伸測試

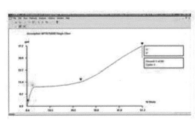 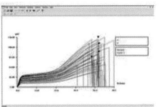

單根頭髮的拉伸測試曲線　多根單根頭髮的拉伸測試曲線

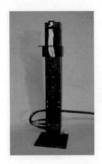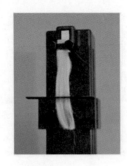

頭髮的梳理性測試

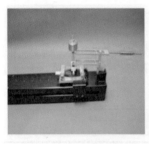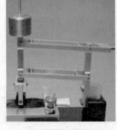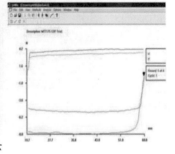

頭髮的摩擦性能／摩擦　平行四邊形加載示
係數 COF 測試　　　意圖

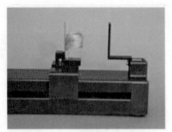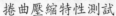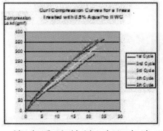

捲曲壓縮特性測試　　捲曲壓縮特性測試曲線

圖 7-22　頭髮多功能測試系統 MTT175 測定頭髮拉伸強度

資料來源：英國 Dia-Stron 公司

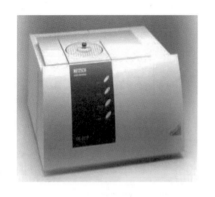
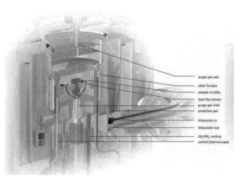

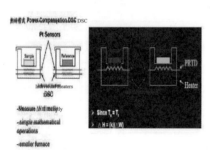
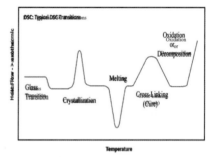

圖 7-23　以熱量計定頭髮水分

資料來源：中美科學股份有限公司

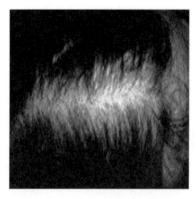
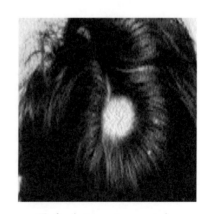

脂溢性脫髮（androgenic alopecia）　　　　圓禿（alopecia areata）

圖 8-1　脂溢性脫髮圖示

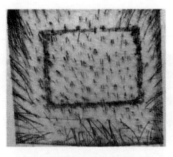

(a) 剃髮和觀測面積

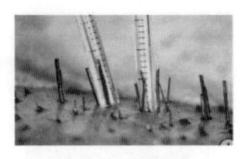

(b) 刻度毛細管測量頭髮長度

Hair Density

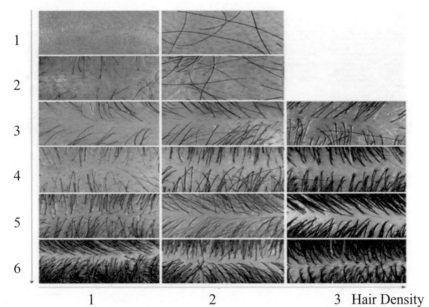

(c) 圖像分析頭髮生長密

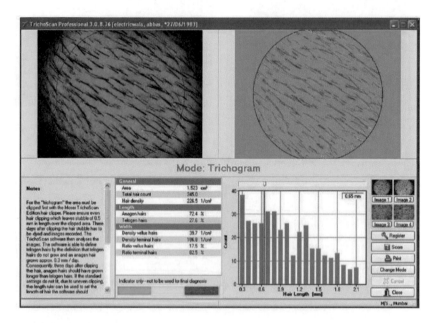

(d) 利用軟體分析圖像，計算頭髮的平均直徑和平均生長速度

圖 8-3　頭髮生長評估

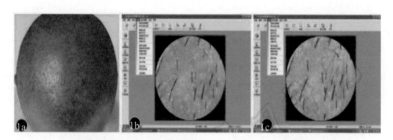

1a：雄激素性脫髮受試者 0 週大體照片；1b：0 週採集微觀圖像，見有稀疏終毛；1c：1b 圖像分析後，紅色表示終毛，綠色表示未定型毛（DP x30）

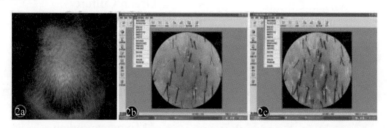

2a：雄激素性脫髮受試者 12 週治療後大體照片；2b：12 週採集微觀圖像，見終毛密度明顯增加；2c：2b 圖像分析後，紅色表示終毛，綠色表示未定型毛（DP x30），終毛根數與密度與 0 週相比高

圖 8-4　圖像分析育髮產品功效

(a) Monolayer cell culture

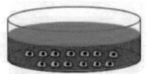 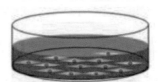

Outer Root Sheath Cells   Dermal Papilla Cells

(b) Organ Culture   Organ Culture

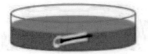 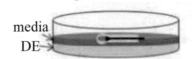

media
DE

Submerged System   Air-liquid Interface Culture System

(c) Layered sandwich   Mixed sandwich

matrigel ORS keratinocyte   matrigel keratinocyte
                                                                    ORS

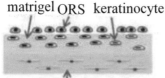 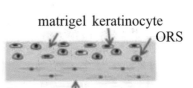

Collagen Gel with Cultured DP Cells Collagen Gel with Cultured DP Cells

圖 8-5　育髮成分試管內試驗 (a) 毛囊細胞培養；(b) 毛囊器官培養；(c) 毛囊的
　　　　小鼠皮膚置於膠原凝膠上進行器官培養

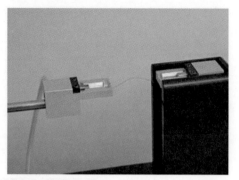

頭髮疲勞拉伸特性測試儀 CYC800

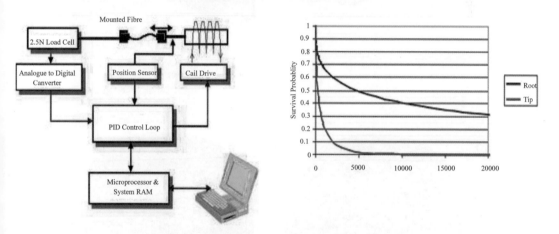

圖 9-6　頭髮疲勞拉伸性能測試儀 CYC800

資料來源：英國 Dia-Stron 公司

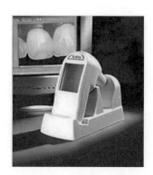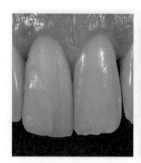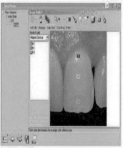

圖 10-3　Shade Vision 色度計比色儀

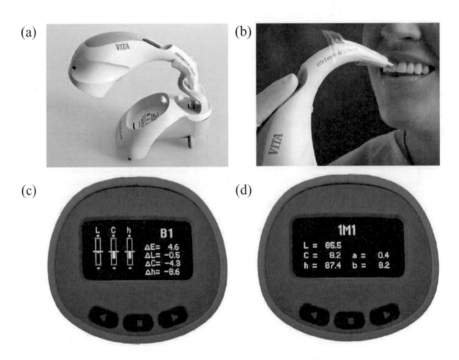

圖 10-4 EasyShade 分光光度比色儀

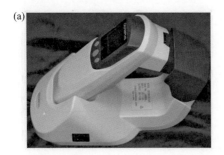

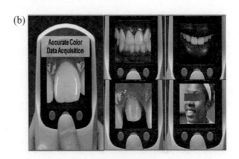

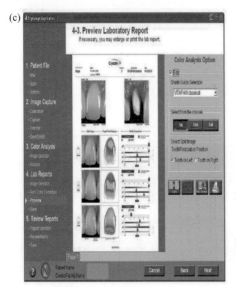

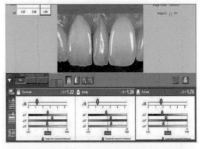

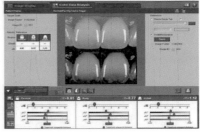

圖 10-5　Crystaleye 分光光度比色儀

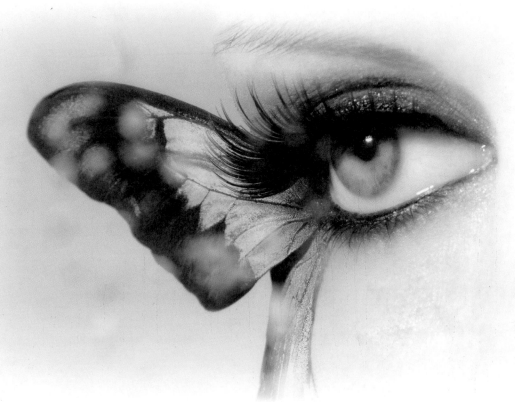

化妝品有效性評估
The Efficacy of Cosmetic

張效銘 著

五南圖書出版公司 印行

作者序

　　化妝品的功能起初為清潔、保養和美化修飾外表，使消費者增加容顏魅力、有朝氣、有活力的作用。隨著社會進步、生活水平提升、科學技術的快速發展，人們對化妝品有更高的期待，不再滿足化妝品對皮膚、毛髮和牙齒的清潔和被動保護作用，而是期待功能性的作用。在面部皮膚護理方面，要求去除面部皺紋、色斑、增白、減少粉刺、防曬等。在頭髮護理方面，要求頭髮護理、育髮等。在口腔護理方面除清潔牙齒外，要求預防齲齒、預防牙周病、美白牙齒、脫敏等。這些作用均為化妝品的機能性成分，預期發揮的功效，通過科學技術處理進入皮膚的表皮、真皮，影響皮膚的新陳代謝，並在該部位聚積和發揮作用且不影響體內循環。這些功能的發展有助於達到美容和健康的需求，因此功能性化妝品應運而生。這些功能性化妝品是否發揮功效的評估，稱為化妝品的有效性評估。

　　本書是接續化妝品相關科系的基礎課程，針對化妝品科系設計的中高階課程。在本書編排架構上，共分「化妝品的安全性評估」、「皮膚用功效化妝品功效評估」、「頭髮用功效化妝品功效評估」及「口腔衛生化妝品功效評估」等四個部分。首先，針對安全性評估進行介紹，具有功效的機能性成分必須是安全的，才能添加至化妝品中，發揮預期的功效。接著，針對皮膚用、頭髮用及口腔衛生用三個層面的化妝品，針對化妝品功效訴求的作用原理、預防對策及該類化妝品功效評估方法，擇其代表性進行介紹。科學日新月異，資料之取捨難免有遺漏，尚祈國內外專家學者不

吝指正。最後，希望《化妝品有效性評估》一書，有助於您對使用化妝品在皮膚、頭髮及口腔的有效性，有更深一層的認識！

張效銘
二〇一六年於台北

目錄

第三篇　頭髮用功效性化妝品

第四篇　口腔衛生化妝品功效評估

第一篇 化妝品的安全性評估

　　一般對有效性之評估，可以分成兩大類：一是針對安全性進行評估，另一是機能（功效）性評估。具有功效的機能性成分必須是安全的，才能添加至化妝品中，發揮預期的功效。依據衛生福利部食品藥物管理署公告，化妝品的安全性試驗參考我國藥物非臨床試驗相關範圍辦理（衛生福利部食品藥物管理署 (89) 衛署藥字第 89033853 號）。本篇針對各種化妝品的毒理性試驗（急性毒性、亞毒性及慢性毒性、光毒性及致病理突變試驗）、人體安全性試驗（刺激性檢測及過敏性檢測）及衛生試驗進行介紹，藉以評估添加至化妝品的機能性原料的安全性。

第一章　化妝品的毒理學與人體安全性試驗

　　衛生福利部於 1972 年 12 月 28 日發布化妝品衛生管理條例，並且，依據該條例第三十四條之規定，制訂化妝品管理條例施行細則，於 1973 年 12 月 18 日發布施行。該條例除了對化妝品進行定義外，其次就是有關化妝品的安全性。化妝品的安全性是指皮膚的安全，還有容易接觸到的口唇及眼睛等黏膜部位。由於化妝品直接用於人體的眼睛、口腔黏膜及皮膚，事關人體的健康與衛生，因此化妝品在上市前的品質與安全檢測尤其重要，化妝品的安全性評估是發展產品的第一要務，而且化妝品的安全性認證，主要把關的對象是原料，然後才是產品。依據衛生福利部食品藥物管理署公告（**衛生福利部食品藥物管理署 FDA 器字第 1011602621 號**），化妝品安全性試驗參考我國藥物非臨床試驗相關範圍辦理（**衛生福利部食品藥物管理署 (89) 衛署藥字第 89033853 號**）。本章節，針對化妝品的毒理性、人體安全性試驗及衛生標準等分析進行介紹。

第一節　化妝品毒理性分析

　　毒性檢測分**急性毒性試驗（acute toxicity）**、**亞急性毒性試驗（subacute toxicity）**、**慢性毒性實驗（chronic tocicity）**、**光毒性實驗（phototoxicity）**及**致病理突變檢測**等等。毒性測試可運用微生物、培養細胞、動物實驗以及以人體作為研究對象。化妝品毒性試驗通常選擇皮膚黏膜局部作用的方法，以判斷化妝品的質量是否達標。

一、急性毒性試驗

急性毒性（**acute toxicity**），常被稱作半致死量（**median lethal dose**），又常被簡寫爲「LD_{50}」，是 FDA 規定化妝品及化妝品組分的毒理指標之一。LD_{50} 指當受試動物經一次攝取（或經口服或經皮膚滲透或經其他攝取途徑）化妝品或化妝品組分等試驗物質後，因毒理反應而出現受試動物死亡的數目在 50% 時的測試物之量。用測試物重量（mg）和受試動物體重（kg）之比，即 mg/kg 表示。同時還須註明試物攝取的途徑，受試動物的種類、產源、性別、體重等（**Federal Register, 1996**）。

LD_{50} 之所以被世界各國公認爲用來表示化妝品及其組分的急性毒性之大與小，而不用絕對致死量或最小致死量來表示，原因可由圖 1-1 的急性毒性測定曲線加以說明。由圖 1-1 可以看出該曲線兩端平緩，中間部分呈陡峭的「S」形，則可理解爲位於 LD_{50} 範圍時的死亡率變化曲線的最敏感部位，因此用 LD_{50} 來表示化妝品及其組分的急性毒性，誤差小，準確性和可靠性大。

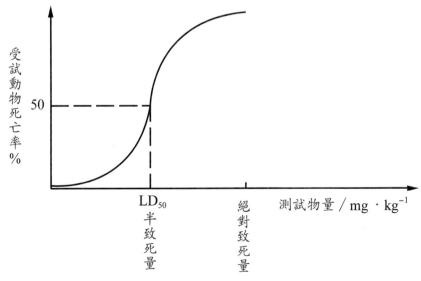

圖 1-1　不同測試物量的受試動物死亡率曲線

　　LD_{50}之所以受到世界各國化妝品界的高度重視，美國 FDA 還將其列入評價化妝品組分的依據，原因如下：

(1)膚用化妝品雖不屬於口服物之列，但由於使用塗抹後，經皮膚滲透進人體內而致中毒。

(2)唇部化妝品，因隨食物而帶入人體內，被組織吸收進入血液循環而致中毒。

(3)眼部化妝品，因流淚或流汗，經臉部皮膚滲入人體內而產生毒理反應。

(4)嬰幼兒誤食化妝品，導致中毒死亡事件，曾在國外發生過。

　　化妝品涉及面廣，男女老少皆用；應用頻率高，白天、晚上，護膚、美容均不可少；尤其當今化妝品種類繁多，化妝品新原料亦層出不窮、升級換代。因此，這就更需要 LD_{50} 的評價數據，以利配製前的正確選用，確保使用者的安全。

　　急性毒性試驗（或經口服、或經皮膚滲透），一般可分為急性口服毒性試驗和急性皮膚毒性試驗。

(一)急性口服毒性試驗

　　係指口服被試驗物質時飼與動物所引起的不良反應。受試動物常用成年小鼠或大鼠。小鼠體重 18～22 g；大鼠體重 180～200 g。試驗前，一般禁食16小時左右，不限制飲水。被測試物質溶液常用水或植物油作溶劑。

　　正式試驗時，將動物稱重，並隨機分組，然後用特製的灌胃針頭將試驗物質一次給與動物，若估計試驗物質毒性很低，一次給藥容量太大，則可在 24 小時內分成 2～3 次進行，但作一日劑量計算。給藥後，應密切

注意觀察並記錄受試動物一般狀態、中毒表現和死亡情況。毒性評價見表1-1「化學物質的急性毒性評價」。

(二)急性皮膚毒性試驗

係指試驗物質塗敷皮膚一次劑量後所產生的不良反應。選用兩種不同性別的成年大鼠、豚鼠或家兔均可。受試動物背部脊柱兩側的毛髮應剪掉或剃掉，但不可擦傷皮膚，因損傷皮膚能改變皮膚的滲透性。試驗物質塗抹處，不應少於動物體表面積的 10%。

給藥後，注意觀察動物的全身中毒表現和死亡情況，包括動物皮膚、毛髮、眼睛和黏膜的變化，呼吸、循環、中樞神經系統、四肢活動和行為方式等變化，特別要注意觀察震顫、驚厥、流涎、腹瀉、嗜睡、昏迷等等現象。毒性評價見表 1-1，以確定試驗物質能否經皮膚滲透和短期作用所產生的毒性反應，並為確定亞慢性試驗提供實驗依據。

表 1-1　化學物質的急性毒性評價（單位：mg/kg）

級別	大鼠經口 LD_{50}	兔塗敷皮膚 LD_{50}
極毒	< 1	< 5
劇毒	≧ 1～50	≧ 5～44
中等毒	≧ 50～500	≧ 44～350
低毒	≧ 500～5000	≧ 350～2180
實際無毒	≧ 5000	≧ 2180

二、亞急性、慢性毒性試驗

所謂亞急性、慢性毒性試驗就是測試化妝品毒性對人體長期使用的累積毒理反應，並可瞭解測試產品的毒性有無蓄積作用。該試驗通常以低濃度作為測試手段，並經過 90 天以上的試驗期，以測試該產品對人體長期的毒副作用（**FDA, 1993**）。

三、光毒性試驗

光毒性試驗是測試化妝品塗敷於皮膚表面的毒理反應，主要是測試皮膚受化妝品影響而出現的炎症或光過敏症。常見帶有光敏症的化妝品多為染料類物質，例如蒽醌、曙紅等。

四、病理突變檢測

病理突變是指因長期使用毒理化妝品，致使孕婦胎兒畸形，人體器官結構受損，基因、染色體畸變等嚴重毒副現象。

致使突變的實驗方法通常有**鼠傷寒沙門氏菌回復突變試驗**（*Salmonella typhimurium* reverse mutation test），這是一種基因突變體外型試驗，此方法可預測化妝品是否存在致突變因素，是一種較好的預警試驗方法。

(一)致畸試驗（teratogenicity）

係指鑑定化學物質是否具有致畸性的一種方法。通過致畸試驗，一方面鑑定化學物質有無致畸性，另一方面確定其胚胎毒作用，為化學物質在化妝品中的安全使用提供依據（**International Conference on Harmonization, 1996**）。

定義：胚胎發育過程中，接觸了某種有害物質影響器官的分化和發育，導致形態和機能的缺陷，出現胎兒畸形，這種現象稱為**致畸胎作用**。引起胎兒畸形的物質稱為致畸原。

(二)致癌試驗（carcinogenocoty）

係指動物長期接觸化學物質後，所引起的腫瘤危害。在通過一定途徑長期給與受試動物不同劑量的試驗物質的過程中，觀察大部分生命週期間

腫瘤疾患產生情況。

以上致畸試驗及致癌試驗兩種試驗均屬藥理毒性試驗，試驗週期比較長。

五、其他

近年來，因化妝品中的焦油色素、防腐劑、亞硝基胺等會使細胞突然變異致癌，引起了人們的重視。因化妝品的使用，涉及甚廣，故必須作一定的藥理試驗，特別是在應用新開發的原料時，更應謹慎爲是。必要的試驗如皮膚吸收性、代謝、累積、排泄等須同時進行。

第二節　化妝品安全性分析

安全性檢測是化妝品製作的必備程序，新的原料在使用前必須先進行動物安全性試驗。安全檢測的目的是爲了防止使用化妝品引起人體皮膚及其附屬器官的病變。安全性安全性檢測項目有：**刺激性檢測**及**過敏性檢測**等等。

一、刺激性試驗

化妝品的刺激性一般表現在皮膚表面及人體眼睛部位，爲保證化妝品使用的舒適與安全，化妝產品的刺激性測試是非常重要的檢測項目。

(一)皮膚刺激性測試

皮膚刺激性測試是對皮膚受到試驗產品作用後產生的一系列皮膚病理現象的試驗。皮膚測試方法可採用急性或亞急性等各種方法，對具有明顯刺激性的化妝產品應禁止使用（**Wilhelm, 1995**）。

皮膚刺激是指皮膚接觸試驗物質後產生的可逆性炎性症狀。試驗物質

通常爲液態，採用原液或預計人的應用濃度；固態剛採用水或合適賦形劑（如花生油、凡士林、羊毛脂等）按 1：1 濃度調製。取試驗物質 0.1 ml (g) 滴在 2.5×2.5 公分大小的四層紗布上敷貼在一側皮膚上，或直接將試驗物質塗在皮膚上用一層油紙覆蓋，再用無刺激性膠布和繃帶加以固定。另一側塗抹賦形劑作爲對照。敷用時間爲 24 小時，亦可一次敷用 24 小時或多次敷用合計 24 小時。試驗結束後，用溫水或無刺激性溶劑除去殘留試驗物。

　　於除去試驗物後的 1 小時、24 小時和 48 小時觀察塗抹部位皮膚反應，按表 1-2「皮膚刺激反應評分」進行評分，按表 1-3「皮膚刺激強度評價」來進行皮膚刺激強度的評價。

表 1-2　皮膚刺激反應評分

症狀	積分
紅斑形成	
無紅斑	0
勉強可見	1
明顯紅斑	2
中等～嚴重紅斑	3
紫紅色紅斑	4
水腫形成	
無水腫	0
勉強可見	1
皮膚隆起輪廓清楚	2
水腫隆起約 1 mm	3
水腫隆起超過 1 mm，範圍擴大	4
總分	0～8

表 1-3　皮膚刺激強度評價

強度	評價
無刺激性	0～0.4
輕刺激性	0.5～1.9
中等刺激性	2.0～5.9
強刺激性	6.0～8.0

　　皮膚刺激試驗，可採用急性皮膚刺激試驗（一次皮膚塗抹試驗），亦可採用多次皮膚刺激試驗（連續塗抹 14 天）。通常在許多情況下，家兔和豚鼠對刺激物質較人敏感，從動物試驗結果應用至人，可提供較重要的依據。

(二)眼部刺激性測試

　　眼睛是人體對刺激最敏感的部位，眼部的刺激性測試同樣可採用急性測試或亞急性測試等不同方法。一般而言，眼部的刺激性試驗應不致引起眼睛各組織的炎症。眼部刺激試驗是指眼部表面接觸試驗物質後產生的可逆炎性症狀變化（**Dunn, 1995**）。

　　首先受試動物為家兔，每組試驗動物至少 4 隻。試驗物質使用濃度一般用原液或用適當無刺激性賦形劑配製的 50% 軟膏或其他劑型。若已證明有皮膚刺激性的物質，則不必進行本項試驗。

　　試驗方法：將已配製好的試驗物質溶液（0.1 ml 或 l00 mg）滴入（塗入）受試動物一側結膜囊內，另一側眼作為對照。滴液後，使眼被動閉合5～10秒，記錄滴藥後 6 小時、24 小時、48 小時和 72 小時眼的局部反應，第 4、7 天觀察恢復情況。觀察時應用**螢光素鈉（fluorescein sodium）**

檢查角膜損害程度，最好用裂隙燈檢查角膜透明度、虹膜紋理的改變。

若試驗物質明顯引起眼刺激反應，可再選用 6 隻動物，將試驗物質滴入一側結膜囊內，接觸 4 秒或 30 秒後用生理鹽水沖洗乾淨，再觀察眼的刺激反應。多次眼部刺激試驗即按上述操作方法，每日一次，連續 14 天後繼續觀察 7～14 天。上述兩種試驗的分級標準見表 1-4，評價標準見表 1-5。

表 1-4　眼睛損害的分級表準

眼睛損害		積分
角膜：A	混濁（以最緻密部位爲準）	
	無混濁	0
	散在或瀰漫性混濁，虹膜清晰可見	1
	半透明區易分辨，虹膜模糊不清	2
	出現灰白色半透明區，虹膜細節不佳，瞳孔大小勉強可見	3
	角膜不透明，由於混濁，虹膜無法辨識	4
B	角膜受損範圍	
	＜ 1/4	1
	1/4～1/2	2
	1/2～3/4	3
	3/4～1	4
	積分 A×B×5 最高積分爲 80	
虹膜：A	正常	0
	皺褶明顯加深，充血、腫脹、角膜周圍有輕度充血，瞳孔對光仍有反應	1
	出血、肉眼可見破壞、對光無反應（或者只出現其中之一反應）	2
	積分 A×5 最高積分爲 50	

眼睛損害		積分
結膜：A	充血	
	瞼結膜、球結膜部分血管正常	0
	血管充血呈鮮紅色	1
	血管充血成深紅色，血管不易分辨	2
	瀰漫性充血呈紫紅色	3
B	水腫	
	無	0
	輕微水腫（包括瞬膜）	1
	明顯水腫、伴有部分眼瞼外翻	2
	水腫至眼瞼近半閉合	3
	水腫至眼瞼超過半閉合	4
C	分泌物	
	無	0
	少量分泌物	1
	分泌物使眼瞼和睫毛潮濕或黏著	2
	分泌物使整個眼區潮濕或黏著	3
總積分（A＋B＋C）×2 最高分為 20		
角膜、虹膜和結膜反應累加最高積分為 100		

表 1-5　眼睛刺激評價標準

急性眼睛刺激積分指數 （1、A、0、1） （最高數）	眼睛刺激的平均指數 （M、1、0、1）	眼睛刺激個體指數 （1、1、0、1）	刺激強度
0〜5	48 小時後為 0		無刺激性
5〜15	48 小時後＜5		輕度刺激性
15〜30	48 小時後＜10		刺激性
30〜60	7 小時後＜20	7 小時後 （6/6 動物＜30） （4/6 動物＜10）	中度刺激性
60〜80	7 小時後＜40	7 小時後 （6/6 動物＜60） （4/6 動物＜30）	中度〜重度 刺激性
80〜100			重度刺激性

　　按上述分級、評價標準評定，如一次或多次接觸試驗物質，不引起角膜、虹膜和結膜的炎症變化，或雖引起輕度反應，但這種改變是可逆的，則認為該試驗物質可以安全使用。在許多情況下，其他哺乳動物眼部的反應較人敏感，將動物試驗結果應用至人，可提供較有價值的依據。

二、過敏性試驗

　　過敏反應又稱變態反應，是指某些化學物質通過一定途徑作用於生物體，使生物體產生特異性免疫反應，當生物體再次接觸這一物質時，則出現反應性增高的現象。化妝品對人體的這種過敏性反應屬於一種遲發性變態反應，涉及人體的免疫系統（**Rothengorg and Hjorth, 1968; Johansen, 2003**）。化妝品的過敏性測試也是安全性試驗的重要指標，過敏反應分化學過敏和光過敏，試驗可通過動物或人體局部進行，試驗一般有誘導期和激發期兩個階段。在此介紹**化學過敏試驗、皮膚的光毒和光過**

敏試驗、人體激發斑貼試驗和試用試驗。

(一)化學過敏試驗

　　過敏性試驗是以誘發過敏為目的而進行的誘發性投藥，以確認藥的誘發性效果和過敏性。試驗多數是用豚鼠，每組受試動物數為 10～25 隻。試樣配製成 0.1% 水溶液。為增加皮膚反應的陽性率（增加敏感性），通常採用福氏安全佐劑（FCA），而不影響試驗的結果。

　　福氏安全佐的製備：

輕質石蠟油	50 ml
羊毛脂（或 Tween-80）	25 ml
結核桿菌（滅活）	62 ml
生理鹽水	25 ml

　　製成 W/O 型乳化劑後，經高壓消毒備用。

(二)皮膚的光毒和光過敏試驗

　　皮膚的**光過敏反應（potoallergy）**係指某些化學物質在光參與下所產生的抗原體皮膚反應。不通過生物體免疫機制，而由光能直接加強化學物質所致的原發皮膚反應，則稱為**光毒反應（phototoxic reaction）（Epstein, 1983）**。

　　試驗動物選用白色的豚鼠和家兔，每組動物 8～10 隻。照射源一般採用治療用的汞石英燈、水冷式石英燈，波長在 280～320 nm 範圍的中波紫外線或波長在 320～400 nm 範圍內的長波紫外線。照射劑量按引起**最小紫外線照射量（minimium erythema dose, MED）**的照射時間和最適距離來控制。一般需做預備試驗確定其 MED 值試驗物質濃度採用原液或按人類實際用濃度。

　　光過敏反應試驗的激發接觸濃度可採用適當的稀釋濃度。採用無光感

作用的丙酮或酒精作稀釋劑。本試驗需採用陽性對照,常用陽性光感物為**3, 3', 4', 5- 四氯水楊酸醯苯胺(3, 3', 4', 5-tetra chloro salicylanilide)**。光源照射時間一般大於 30 分鐘,以確保試驗物質在皮膚內存留足夠時間,達到穿透皮膚。

如已證明試驗物質有光毒性,則光過敏反應試驗可以不做。有文獻介紹,光毒性試驗是在小鼠、豚鼠的耳部和背部進行。光過敏試驗是在兔背部上按 Draize 法進行,也有在豚鼠背部進行的 Vinson-Vorselli 法或採用 Marber 法。

(三)人體激發斑貼試驗和試用實驗

激發斑貼試驗是藉用皮膚科臨床檢測接觸性皮炎致敏性的方法,進一步模擬人體致敏的全過程,預測試驗物質的潛在致敏原性。試驗全過程應包括誘導期、中間休止期及誘發期。

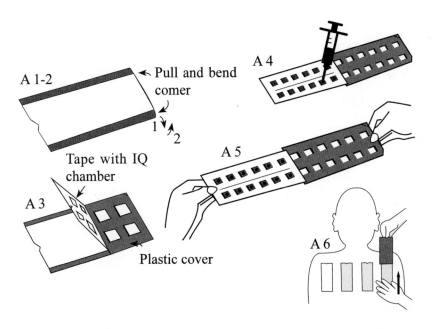

圖 1-2 化妝品安全性貼布示意圖(Differential diagnosis in dermatology, Radciffe Medical Press, Oxford, 1994)

受試人應無過敏病史，試驗人數不得少於 25 人。一般選擇人體背部或前臂屈側皮膚的敏感斑貼部位。試驗前應與受試者詳細介紹試驗目的和方法，以取得圓滿的合作。

試驗方法：

取 5% 十二烷基硫酸鈉（sodium dodecyl sulfate, SDS）液 0.1 ml 滴在 2 公分 ×2 公分大小的四層紗布上，然後敷貼在受試者上背部或前臂屈側皮膚上，再用玻璃紙覆蓋，用無刺激膠布固定。24 小時後，將敷貼物去掉，皮膚應出現中度紅斑反應（**Le et al., 1996**）。如無反應，調整 SDS 濃度再重複一次。

按上述方法將 0.2 mg 試驗物質敷貼在同一部位，固定 48 小時後，去掉斑貼物，休息一日，重複上述步驟共四次。如果試驗中皮膚出現明顯反應，誘導停止。

進行最後一次誘導試驗，須選擇未做過斑貼的上背部或前臂屈側皮膚兩塊，間距 3 公分，一塊作對照，一塊敷貼含上述試驗物質 0.2 ml (g) 的 1 公分 ×1 公分紗布，封閉固定 48 小時後，去除斑貼物，立即觀察皮膚反應。24 小時、48 小時和 72 小時後，再觀察皮膚反應的發展或消失情況。按表 1-6「皮膚反應評級標準」和表 1-7「致敏原強弱標準」進行皮膚反應評定。

表 1-6　皮膚反應評級標準

皮膚反應	分級
無反應	0
紅斑和輕度水腫，偶見丘疹	1
浸潤紅斑、丘疹隆起，偶而可見水皰	2
明顯浸潤紅斑、大小水皰融合	3

表 1-7　致敏原強弱標準

致敏比例	分級	分類
(0～2) / 25	1	弱致敏原
(3～7) / 25	2	輕度致敏原
(8～13) / 25	3	中度致敏原
(14～20) / 25	4	強致敏原
(21～25) / 25	5	極強致敏原

如人體斑貼試驗表明試驗物質為輕度致敏原，可作出禁止生產和銷售的評價。對產品的試驗檢測，要受試者採用日常使用方法或前臂屈側 5 公分 ×5 公分皮膚上進行試驗物質試用試驗。結合化妝品的試用情況以及動物試驗結果，作出是否安全的評價。

隨著科學技術的發展，將由 LV（limit value 即極限值）試驗法代替傳統的 LD_{50} 試驗法，這樣可節省如 90% 的受試動物。英國已於 1997 年起，對用動物試驗安全性通過的產品停發生產許可證，安全性試驗係採用在人體後背脊上做斑貼試驗取代動物試驗。

第三節　化妝品衛生標準分析

衛生標準分析通常是指對有害物質的檢測及對微生物的檢測。化妝品中有害物質的檢測係指對汞、砷、鉛及有機甲醇的檢測，而微生物則是對菌群種類及其數量的檢測。

一、有害物質的檢測

在化妝品衛生標準中，對化妝品中有害物質作了嚴格的限量規定。有害物質汞、鉛、砷及其化合物成分係不得添加於化妝品中。化妝品於製造

過程中，如因所需使用原料或其他因素，且技術上無法排除，致含自然殘留微量之重金屬鉛、砷時，則其最終製品中所含不純物重金屬鉛、砷之殘留量，鉛不得超過 10 ppm，砷不得超過 3 ppm（**衛生福利部食品藥物管理署部授食字第 1021650418 號令**）。

(一)汞元素測試

汞是有害金屬元素，汞及其化合物都能穿透皮膚，進入體內，對人體造成傷害。汞的測試分析包括碘化亞銅比色法、火焰原子吸收法及中子活性法等三種。

(二)砷元素測試

砷元素雖為人體必需的元素，但由於不同形態的砷毒性差別很大，因此使用時應嚴格區分。一般而言，單質砷元素無毒性，但其化合物都有毒，尤其是三價砷的毒性最大。砷的樣品預前處理方法有濕式消解法和乾灰化法，測定方法有**二乙二硫氨基甲酸銀（silver diethyldithiocarbamate**）分光光度法。

(三)鉛元素測試

鉛對所有生物體都有毒性，鉛中毒能引起神經、血液、代謝和分泌等系統的病變，嚴重時還會損壞肝、腎等器官。由於鉛和鉛化合物可以增白或調配色彩，常有添加過量鉛元素的違規化妝品混入銷售市場，因此對化妝品中鉛含量的測試非常重要。鉛的樣品預前處理方法有濕式消解法、乾濕消解法和浸提法，測定方法有火焰原子吸收分光光度法、**二苯硫腙（dithizone**）萃取分光光度法。

(四)有機甲醇測試

甲醇是無色、易揮發的有機溶劑，有毒。甲醇對人體眼睛的危害較

大，國家標準限量為每 100 ml 化妝品中甲醇不得超過 0.2 ml。甲醇的測定方法有氣相色譜法和比色法。氣相色譜法簡便、快速、準確，已定為國家標準。

二、微生物檢測

微生物是化妝品在生產，貯存和使用過程中受污染所致。這些微生物不僅影響化妝品的外觀物理指標，更會有損產品的內在質量，使人體健康受到危害。

微生物的檢測應對樣品進行預處理，目的是消除防腐劑的作用。對於不同種類的化妝品應採取不同的處理方法。

(一)細菌總數測定

細菌總數是指 1 g 或 1 mg 化妝品中所含的活的細菌數量。通過對化妝品細菌總數的測量，可以判斷化妝品受細菌污染的程度，這是一個重要的衛生檢測指標。由於不同菌種的生理特徵、培養條件及需氧性質各有差異，因此其測試方法會各有不同。

(二)測試內容

化妝品中細菌總數是一項重要的測試內容，包括諸如大腸菌群、綠膿桿菌、黴菌及金黃葡萄球菌等項目的測試。根據衛生署民國94年公告「化妝品中微生物容許量基準」，嬰兒、眼部周圍及使用於接觸黏膜部位之化妝品的生菌數為 100 CFU/g 或 ml 以下；其他類化妝品的生菌數為 1000 CFU/g 或 ml 以下，均不可檢驗出大腸桿菌（*Escherichia coli*）、綠膿桿菌（*Pseudomonas aeruginosa*）或金黃葡萄球菌（*Staphylococcus aureus*）等。

習題

1. 毒性檢測的試驗方法有哪些？

2. 刺激性試驗的重點部位在哪裡？

3. 化妝品中有害物質的檢測通常針對哪些物質？

4. 微生物檢測主要有哪些菌種範圍？

參考文獻

1. 衛生福利部食品藥物管理署，FDA 器字第 1011602621 號公告。

2. 衛生福利部食品藥物管理署，藥品非臨床試驗安全性規範 (89) 衛署藥字第 89033853 號。

3. 衛生福利部食品藥物管理署，福利部部授食字第 1021650418 號令。

4. Federal Register 1996. Single Dose Acute Toxicity Testing for Pharmaceuticals. *Federal Register.* 61 (166): 43933-43935.

5. FDA 1993. Toxicological Principles for the Safety Assessment of Direct Food Additives and Color Additives Used in Food.

6. International Conference on Harmonization 1996. Final guideline on the need for long-term rodent carcinogenicity studies on pharmaceuticals. *Federal Register.* 61 (42): 8154-8156.

7. International Conference on Harmonization 1996. Draft guideline on testing for carcinogenicity of pharmaceuticals. *Federal Register.* 61 (163): 43298-43300.

8. Wilhelm K P. 1995. Effects of surfactants on skin hydration. *Curr. Probol. Dermatol.* 22:72-79.

9. Dunn B J. 1995. Toxicology of the eye. In:CRC handbook of toxicology,

pp163-216, Derelanjo M. J. and Hollinger M. A., ed., CRC Press, Boca Raton.

10. Rothenborg H W, and Hjorth N. 1968. Allergy to perfumes from toilet soaps and detergents in patients with dermatitis. *Arch. Dermatol.* 97:417-421.

11. Johansen J D. 2003. Fragrance contact allergy. *Am. J. Clin. Dematol.* 11:789-798.

12. Epstein J H. 1983. Phototoxicity and photoallergy in man. *J. Am. Acad. Dermatol.* 8:141-147.

13. Differential diagnosis in dermatology, 1994, Radciffe Medical Press, Oxford.

14. Le M, Schalkwijk J, Siegenthaler G, van de kerkhof P C, Veerkamp J H, and van der Valk P G. 1996. Changes in keratinocyte differentiation following mild irritation by sodium dodecyl sulphate. *Arch. Dermatol. Res.* 288 (11): 684-690.

第二篇 皮膚用化妝品功效評估

　　皮膚由表皮、真皮和皮下組織組成，真皮與皮下組織分布著豐富的血管、淋巴管、神經組織。此外，皮膚含有毛髮、指（趾）甲、皮脂腺、汗腺和頂泌腺等附屬器官。皮膚是人體最大的器官，它覆蓋全身且與人體的其他器官密切相連，具有保護人體不受外部刺激或傷害的重要作用。皮膚用化妝品是針對各種影響皮膚美觀、皮膚功能、皮膚生理及皮膚疾病而設計的產品，本篇針對各種皮膚用化妝品功效（美白去斑、抗衰老化、保濕、抗粉刺及防曬）訴求的作用原理、預防對策及該類化妝品功效評估方法，擇其代表性進行介紹。

第二章　美白去斑化妝品功效評估

　　美白、去斑化妝品是亞太地區女性消費者青睞的主流化妝品之一，「膚如雪、凝如脂」歷來是東方人崇尚的肌膚。東方人希望透過美白護膚品的使用而得到白皙、光潔的皮膚，歐美消費者主要利用功能性美白化妝品來減輕和消除老年、斑黃褐斑等色素沉積。隨著皮膚學科學、**黑色素**（**melanin**）代謝過程、美白生物學原理的認知，人們不再用粉底來遮蓋面部色素的沉著，開始追求徹底抑制體內黑色素生成、調節黑色素在角原細胞中的分布，進而從深層次的生理變化達到整體皮膚白皙、去斑以及防止色素沉著產生的功效。

第一節　黑色素的功用與形成機制

一、黑色素的功用

　　黑色素是一高分子生物色素，是決定人類皮膚、眼睛及頭髮顏色的主要色素。皮膚的顏色除了遺傳因素外，與皮膚內各種黑色素的含量、皮膚的厚度與光線照射有關。主要的影響因素取決於人體內黑色素的含量及分布。人體內的黑色素一般可以分為兩大類：第一類為黑／棕色的**真黑色素**（**eumelanin**），在橢圓形的黑色素體內合成，為黑、褐色色素，是不溶性的多聚體；第二類為紅／黃色的**褐色素**（**pheomelanin**），在圓形的黑色素體內合成，為紅色和黃色色素，能溶於鹼性溶液，在紅色和金黃色毛髮、藍色眼睛中大量存在。

　　黑色素顆粒是**黑色素細胞**（**melanocyte, MC**）中產生，黑色素細胞

位於表皮和真皮交界處，是高度分化的細胞。黑色素細胞屬於腺細胞，具有樹狀突起，源自於胚胎神經脊，隨胚胎發育移行至表皮基底層，並通過樹狀突起，以 1：46（面部）和 1：10（四肢）的比例與**角質形成細胞**（**Keratinocyte, KC**），構成一個表皮黑色素單位中。它們共同完成黑色素的合成、運輸和降解。在表皮黑色素單位中，黑色素細胞與角質形成細胞之間相互影響，尤其是角質形成細胞可以通過接觸及分泌鹼性成纖維細胞生長因子（bFGF）、內皮素（endothelin ET 1）、神經細胞生長因子（NGF）、細胞激素 1（IL-1）、細胞激素 6（IL-6）、腫瘤壞死因子（TNF-α）等對黑色素細胞的形態、結構和功能產生明顯的影響（**Krasagakis et al., 1995；Swope et al., 1995**）。黑色素細胞的樹狀突起實際上是一管道，黑色素細胞內所產生的黑色素由枝狀管運輸到角質形成細胞內，轉移至角原細胞的黑色素顆粒隨表皮細胞上行至角質層，最後隨角質化細胞脫落而排泄（**Giuseppe, 1996**）。若黑色素過速增長和分布不均時，就會造成局部皮膚過黑及色素沉著。

在動物體內，黑色素的種類和含量不同，皮膚的顏色有所不同。此外，真黑色素和褐色素兩者均能吸收紫外線，有防曬、保護和減輕日光造成的生物學損害的作用。皮膚中的黑色素能將日光中的有害光線過濾，消除紫外線引起的自由基，防止彈性纖維變性所導致的皮膚老化，能保護 DNA，使其免受有害因素引起的致突變效應，從而降低皮膚癌的發生率，具有抗衰老及防癌等功能。因此，黑色素對人體具有一定的生理保護功能。

二、黑色素的生合成

黑色素主要是由黑色素細胞內的**酪胺酸酶（tyrosinase）**所催化合成，為一速率限制酵素（rate-limited enzyme）（**Aroca, 1992**），生化路徑形

成過程也可稱為「Raper-Mason pathway」。黑色素生物合成反應是由酪胺酸（tyrosine）開始，經由酪胺酸酶催化形成多巴（dihydroxyphenylalanine, Dopa），再由酪胺酸酶催化形成多巴胺（dopaquinone），之後如果遇到含硫的胺基酸，例如半胱胺酸（cysteine）或甲硫胺酸（methionine），會形成苯并唑衍生物（benzothiazine intermediates）之後再聚合成類黑色素（phaeomelanins）；如果沒遇到含硫胺基酸，多巴便會產生自發性的化學反應，轉變為無色多巴色素（leucodopachrome），再迅速轉變成多巴色素（dopachrome），最後變成對苯二酮（quinones），之後就聚合成為真黑色素（eumelanins）。最後形成混合型之黑色素（mix type melanin）（如圖2-1）（**Ando et al., 2007**），可以藉由酪胺酸酶抑制劑，抑制酪胺酸酶的活性，來減少黑色素的產生，達到美白、去斑的功效。若是刺激酪胺酸酶的活性，就會促使黑色素大量的製造，使皮膚變黑、長斑。除了紫外線會增加酪胺酸酶的活性外，高溫也同樣會提高酪胺酸酶的活性。

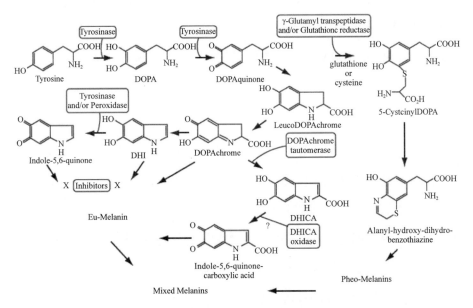

圖 2-1　酪胺酸轉化成黑色素之過程

除此之外，**多巴色素轉變酶（dopachrome tautomerase TRP-2）**和 **5, 6- 二羥基吲哚-2- 羧酸氧化酶（dHICA oxidase TRP-1）** 也會影響。多巴色素異構酶又稱為 TRP-2 是與酪胺酸酶有關的蛋白質，作用機制為促使所作用的底物發生重排，在由多巴色素自髮脫羧、重排生成 5, 6-二羥基吲哚（DHI）的同時，黑色素細胞內部分多巴色素正是由多巴色素異構酶的存在而發生重排生成 5, 6-二羥基吲哚-2-羧酸。因此該酶主要調節 5, 6-二羥基吲哚-2-羧酸（DHICA）的生成速率，從而影響所生成的黑色素分子的大小結構和種類。TRP-1 在黑色素合成過程中的作用是穩定酪胺酸酶的活性（**Vincent, 2000**）。

三、影響黑色素合成的因素

隨著分子生物學技術的發展，發現黑色素合成可能是由多個基因產物共同參與調控作用。至少有 4 個酪胺酸酶基因家族成員即為 albino、brown、slaty 和 pmel-17 參與黑色素的合成，這些黑色素生成蛋白可能與黑色素小體膜同一多酶複合體中，彼此相互作用，共同調控黑色素合成（**Jimbow et al., 1994**）。影響黑色素生物合成的因素：

(一)激素的調節作用

具有調節作用的激素主要包括促黑色素細胞激素（MSH）、促腎上腺皮質激素（ACTH）和雌激素。促黑色素細胞激素、促腎上腺皮質激素可以刺激黑色素細胞增殖，使黑色素細胞樹突增多，酪胺酸酶活性升高，黑色素合成增加。在生理狀態下，促腎上腺皮質激素對黑色素合成的影響可能要比促黑色素細胞激素的影響大。雌激素與黑色素細胞漿及胞核內的受體結合，使酪胺酸酶活性升高，黑色素合成增加。其中，17β-雌二醇作用較強，雌三醇和雌酮作用較弱。

(二)細胞因子的調節作用

生物體中許多細胞因子對黑色素細胞的增殖分化都有影響。能促進黑色素細胞生長、存活的因子有：鹼性成纖維細胞生長因子（bFGF）、內皮素（endothelin ET 1）、神經細胞生長因子（NGF）等，抑制黑色素細胞增殖，使酪胺酸酶活性降低的有：細胞激素-1a（IL-1a）、細胞激素-6（IL-6）、腫瘤壞死因子等。此外，幹細胞生長因子（SCF）能促進黑色素細胞分化及黑色素合成。干擾素（IFN）在一定條件下，能使黑色素細胞形態改變、生長抑制。炎症介質白三烯素 C4（LTC4）是人類黑色素細胞的促分裂原，能引起黑色素細胞的快速增生，並對黑色素細胞具有趨化作用。

(三)紫外線對黑色素細胞的影響

紫外線是人體長期接觸的一個外界刺激因素，它可以直接刺激黑色素細胞，使黑色素細胞樹突增多，酪胺酸酶活性升高，細胞內黑色素總量增加。但是，照射計量過大，可使黑色素細胞增殖下降，甚至停止。紫外線也可以通過角原細胞分泌細胞因子來影響黑色素細胞的增殖、分化及黑色素合成。

(四)導致黑色素細胞功能異常的原因

目前認為可能的因素有遺傳、口服避孕藥、妊娠、內分泌失調、某些藥物、劣質化妝品、自身免疫性疾病和紫外線。

目前的皮膚美白劑主要是通過抑制酪胺酸酶活性或是阻斷酪胺酸生成黑色素的氧化途徑，從而減少黑色素的生成而達到美白皮膚的效果。皮膚美白劑也用於治療由於局部黑色素合成過多或不均勻分布造成的局部黑色素過多或斑點。傳統的皮膚美白劑，往往採用化學性物質，例如過氧化氫、氯化氨基汞以及各種酚類衍生物。這些化合物能使黑色素細胞組織迅

速瓦解，達到快速美白的效果，但因其對皮膚有腐蝕性、細胞毒性和過敏性等因素，在許多國家的衛生規範中，已被禁用。目前，要求的皮膚美白劑，不但要具有美白效果且無副作用。一般源自天然植物萃取物，例如熊果素、麴酸及其衍生物、維生素 C 及其衍生物、甘草黃酮以及中草藥萃取物等。評估這些皮膚美白劑對酪胺酸酶活性的抑制率大小，是衡量該類物質美白效果的重要來源。

第二節　皮膚美白、去斑途徑及策略

一、皮膚美白去斑的途徑

　　要達到美白、去斑的目的，目前主要通過以下兩個途徑：一個是防止黑色素的生成，皮膚美白劑作用在黑色素細胞中黑色素生物合成途徑的各點上，阻止甚至逆向黑色素的生物合成，使人體的皮膚美白或色素變淺。目前，市場上銷售的許多美白、去斑化妝品都是以抑制酪胺酸酶活性得以實現的。另外兩種酶，多巴色素轉化酶、二羥基吲哚氧化酶對黑色素的形成也是重要的，抑制這兩種酶的作用同樣可以減少黑色素的生成。另一個主要途徑是促使已生成的色素排出體外。排出體外的皮膚色素有黑色素、脂褐素和葉紅素（又稱胡蘿蔔素）。黑色素和葉紅素為生理物質，具有一定生理功能，對人體無害，而脂褐素則是對人體有害物質。皮膚色素排出體外也有兩種方式，一種是黑色素、脂褐素和葉紅素，在一定條件下會自行向角質層逐漸轉移，常在配方中使用一些皮膚細胞更新促進劑，例如果酸、維生素等。另一種是色素在皮膚內被分解、溶解、吸收後，在體內經血液循環系統排出體外。

　　研究發現，皮膚受紫外線照射後，角質細胞會釋放出一種稱為內皮素的物質。內皮素與黑色素細胞膜受體結合，會促進黑色素細胞增殖，合成

更多的黑色素，合成新的 DNA，以對抗紫外線的照射。從植物的萃取液中已發現一種對抗內皮素的物質（內皮素拮抗劑），它能搶先與內皮素結合，從而阻止內皮素與黑色素細胞膜結合，達到抑制黑色素生成的目的。

　　此外，皮膚內黑色素細胞、角質細胞、朗格漢斯細胞、真皮內彈性纖維細胞、乳突細胞、血管內皮細胞、神經細胞等組成的交互網絡（即胞質網絡），受生長增殖因子和化學傳遞物質的調控，彼此相互作用，相互影響，為美白、去斑的產品開發開闢一新的途徑。

二、皮膚美白去斑的策略

(一)抑制酪胺酸酶活性

　　酪胺酸酶（tyrosinase） 是人體表皮細胞製造黑色素的速率限制酵素（rate-limited enzyme）（如圖 2-1），可以藉由酪胺酸酶抑制劑，抑制酪胺酸酶的活性，來減少黑色素的產生，達到美白、去斑的功效。若是刺激酪胺酸酶的活性，就會促使黑色素大量的製造，使皮膚變黑、長斑。除了紫外線會增加酪胺酸酶的活性外，高溫也同樣會提高酪胺酸酶的活性。

(二)抑制黑色素細胞生長

　　洋甘菊的萃取物能針對表皮細胞所分泌之**內皮素-1（endothelin-1）** 抑制黑色素細胞產生，達到減少黑色素形成。促黑激素與抗促黑激素，在皮膚內的含量可以調節黑色素細胞的表現。

(三)干擾黑色素代謝

　　美白活性物質通過抑制黑色素顆粒轉移至角質層形成細胞，或加速角質形成細胞中黑色素向角質層轉移。軟化角質層和加速角質層脫落的方式，也可達到美白效果。綠茶多酚類能抑制黑色素顆粒自黑色素細胞的傳遞與分布，淡化斑點及肌膚色澤。果酸可以軟化角質及加速角質脫落，加

速皮膚黑色素的移除。

(四)還原黑色素

　　維生素 C 可以將氧化性色素還原成無色的還原性色素，淡化斑點及肌膚色澤。維生素 C 美白的原理，一是使氧化性色素還原為無色的還原性色素，二是抑制酪胺酸酶作用。色素的顏色是由黑色素分子中的醌式結構決定，維生素 C 能使醌式結構還原為酚式結構（如圖 2-2）。維生素 C 還能參與體內酪胺酸的代謝，減少酪胺酸轉化成黑色素（如圖 2-3）。

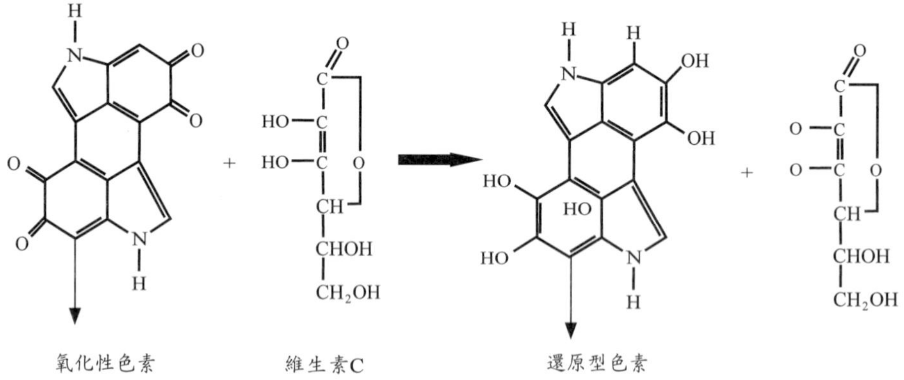

氧化性色素　　　　維生素C　　　　　　還原型色素

圖 2-2　維生素 C 與黑色素還原反應

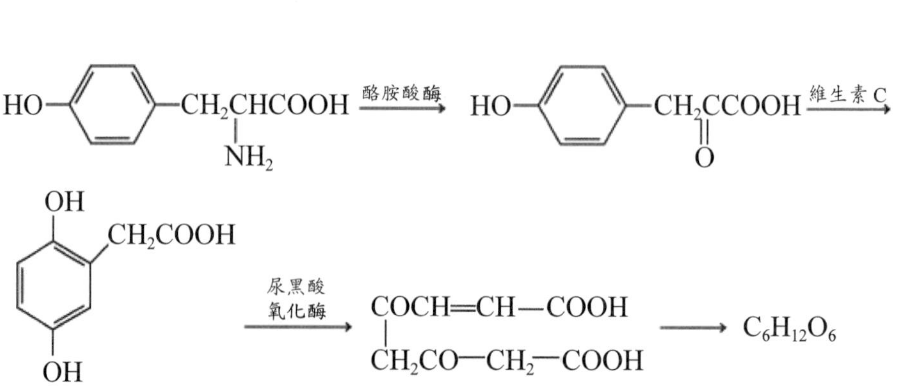

圖 2-3　維生素 C 參與體內酪胺酸代謝反應

(五)防曬（sunscreen）及消除自由基傷害

人類皮膚暴露於紫外線照射下，酪胺酸酶的活性會增加，使得黑色素的合成增加。使用含有 PA++ 指數的防曬液，可以有效隔離紫外線對肌膚的刺激，因而減少黑色素的形成。氧自由基會使皮膚老化加速，使肌膚粗糙無光澤。要擁有健康白皙的皮膚，預防和減少紫外線的照射及自由基傷害，是首要的方式。

第三節　美白去斑化妝品功效評估

東方人希望透過使用美白化妝品達到白皙、光潔的皮膚；歐美人主要利用美白化妝品來減輕和消除老人斑、黃褐斑等色素沉積現象。雖然東西方人對去斑美白化妝品的主要用途不同，但對其需要則是相同。因此，去斑美白化妝品的需要量一直都是呈現持續上升趨勢。

一、細胞層次功效測定

由於黑色素合成過程中的酪胺酸酶活性和黑色素輸送等環節容易受到外界影響，使得美白化妝品的研究開發提供一條可能的路徑。目前常用的美白化妝品的作用標靶是酪胺酸酶、黑色素細胞和黑色素的轉運代謝等。根據黑色素生成的抑制機制，可以將檢測促進皮膚美白方法分為下列幾種：

(一)酪胺酸酶活性測定

黑色素細胞合成的機制是複雜的，對黑色素合成酶調控的認識經歷了酪胺酸酶單酶學說到多酶學說，目前又發現酪胺酸酶呈現多樣性，至今沒有定論。但從國外的文獻報導來看，目前評價美白化妝品的功效，主要是檢測添加美白化妝品有效成分後，是否抑制酪胺酸酶活性為主要手段。

　　黑色素細胞內的黑色素體合成黑色素主要靠酪胺酸酶催化。該酶是一種含有約 10% 血清型糖鏈的膜結合型糖蛋白，有酪胺酸羥基酶和多巴羥基酶兩方面活性。前者將酪胺酸轉變成多巴（二羥基苯基丙胺酸）；後者將多巴轉變成多巴醌。酪胺酸酶活性檢測方法有放射線性同位素法、免疫學法和生化酶學法，其中以生化酶學法較爲簡單成熟。酪胺酸酶的材料來源可以從蘑菇中得到的酪胺酸酶，也可以小鼠黑色素瘤細胞（B16-F$_0$ cell）或人類黑色素瘤細胞（A375 cell）得到。

1. 美白成分對酪胺酸酶或多巴羥基酶之抑制測試（Kim, 2008）

　　(1)試藥試劑：pH6.8、66.7 mM 之 potassium phosphate buffer (PPS)、熊果素（Arbutin）40 mM、tyrosine 0.2 mg/ml、L-DOPA (2.17 mmol/ml)、200 U/ml tyrosinase、200U tyrosine hydroxylase。

　　(2)實驗步驟：

- **酪胺酸酶活性檢測**：以 96-well 培養盤中加入 80 μl 之 0.2 mg/ml tyrsine、40 μl 之 PPS 及 40 ml 抑制劑及 blank（抑制劑爲熊果素；blank 爲 PPS）。反應起始於加入 40 μl 之 200 U/ml mushroom tyrosinase buffer solution。於 37℃下反應 30 分鐘後，以 OD 490 nm 測其吸光值。

- **多巴羥基酶活性檢測**：0.12 ml 酶液（0.66 mg/ml）、1.38 ml L-DOPA (2.17 mmol/ml)、1.5 ml 測試品在 pH 值爲 6.8 的 PBS 中，反應 10 分鐘。用分光光度計測定 OD 475 nm 處吸光度（A）值，以 ΔA/min 計算多巴羥基酶活性，1 U = 0.001 ΔA/min。

　　透過酵素活力的改變來評價化妝品的美白功能。酶實驗法簡單易行，無須動物實驗或細胞實驗的繁瑣步驟，實驗結果可以快速得到。但酵素法

仍需要結合各種實驗方法，才能正確評價化妝品的美白功能。

2. 美白成分對人類黑色素瘤細胞內酪胺酸酶抑制測試

培養細胞中酪胺酸酶活性測定方法早期由 Ando Hideya 等人於 1995 年提出，該方法測定酪胺酸酶活性是根據多巴向多巴醌氧化的速度而確定。

實驗方法：人類黑色素瘤細胞（A375 cell）培養至已足夠達實驗的數量時，將細胞接種至 6-well 培養盤內，細胞數為 1×10^6 cells/well，加入 DMEM + 10% FBS 的培養基加上細胞液的總體積共 3 ml，培養 24 小時後，取出全部培養基，再加入 DMEM + 10% FBS 的培養基及不同待測濃度的美白活性成分，再培養 24 小時，之後取出全部培養基，以 Trypsin-EDTA solution（1X）將細胞洗下後離心 6000 rpm 5 分鐘，去除上清液後用 PBS 緩衝液清洗細胞。再離心 6000 rpm 5 分鐘，去除上清液後加入 200 μl 含有 1% Triton-X 的 PBS 緩衝液溶解細胞，然後重複凍融。之後離心 10000 rpm 5 分鐘，取 100 μl 至 96-well 培養盤中，再加入 100 μl 2 mM 的 L-DOPA 於 37℃下培養 1 小時。以 OD 490 nm 測量其吸光值，吸光值愈低，表示抑制細胞內酪胺酸酶活性愈強。

在測定美白活性物質對酪胺酸酶的抑制作用時，通常使用半數抑制量 IC_{50}（50% inhibitory concentration）或 ID_{50}（50% inhibitory dose）來表示其抑制效果。IC_{50} 或 ID_{50} 值愈小，表示活性物質的抑制作用愈大。

(二)黑色素含量測定

美白活性物質功能評價的最重要檢測指標，就是細胞中黑色素含量測

定。無論美白活性物質是抑制酪胺酸酶活性或者阻斷信號傳導途徑，還是通過其他途徑作用，美白效果的最終評判要以黑色素細胞中黑色素含量是否降低爲準則。目前，美白活性物質的功效評估較多採用生物化學（分光光度計法）測定黑色素細胞中的黑色素含量（**Lei et al., 2002**）。此方法穩定，但由於需要將被測的細胞進行破碎，萃取黑色素進行比色分析，從而導致操作步驟比較複雜，實驗要求高，使其應用受到一定的限制。

實驗方法：人類黑色素瘤細胞（A375 cell）或小鼠黑色素瘤細胞（B16-F_0 cell）培養至已足夠達實驗的數量時，將細胞接種至 12-well 培養盤內，細胞數爲 1×10^5 和 1×10^6 cells/well，加入 DMEM + 10% FBS 的培養基加上細胞液的總體積共 1 ml，置於 CO_2 培養箱培養 24 小時後，取出全部培養基，再加入 DMEM + 10% FBS 的培養基及不同待測濃度的美白活性成分，培養 24 小時後取出全部培養基，以 Trypsin-EDTA solution（1X）將細胞洗下後離心 12000 rpm，10 分鐘去除上清液，加入 200 μl 的 1 N NaOH 並置於沸水浴 15 分鐘，使細胞內黑色素溶解在 NaOH 中，再用分光光度計以 OD 405 nm 測量吸光數值，比對黑色素含量與 OD 405 nm 吸光數值的標準曲線（如圖 2-4），換算黑色素含量。

用細胞試驗法可避免動物試驗中由於動物個體差別引起的實驗誤差，使實驗更具重複性。但該方法對細胞數量、環境溫度、測定時間等因素要求高，操作步驟比較複雜，如果測試樣品較多時，被測試細胞在等待過程中會出現死亡，如果死亡細胞數量過多，就會影響測試結果的準確性。

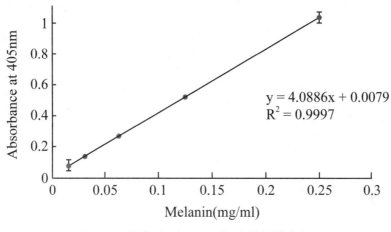

圖 2-4　黑色素（melanin）含量標準曲線

(三)細胞層次測定的其他內容

美白物質在細胞層次的功效評估除了測定酪胺酸酶活性抑制情況、黑色素細胞內黑色素含量外，還包括以下內容：

1. 觀察美白物質對黑色素細胞生長狀況的作用

(1)四唑鹽比色法（MTT）測定：MTT【3- (4, 5-cimethylthiazol-2-yl) -2, 5-diphenyl tetrazolium bromide】試驗是用於測定細胞存活率或增殖的方法，偵測原理主要依賴活細胞內粒線體中的琥珀酸脫氫酶之作用，將 MTT 之 tetrazolium 轉爲藍色之產物 MTT formazan，使其堆積於細胞中。當加入 0.1% DMSO 將其溶解後可測其 OD 值，得知細胞還原 MTT 的能力（formazan 形成的量），此 OD 值代表粒線體的活性，即活細胞數量，故 MTT 試驗可作爲細胞存活率的指標（**Virador et al., 1999**）。

實驗方法：人類黑色素瘤細胞（A375 cell）或小鼠黑色素瘤細胞

（B16-F$_0$ cell）培養至已足夠達實驗的數量時，將 2×10^5 cells/well 細胞接種至 24-well 內，加入 DMEM + 10% FBS 的培養基加上細胞液的總體積共 0.6 ml，培養 24 小時後，取出全部培養基，再加入 DMEM + 10% FBS 的培養基及不同待測濃度的美白活性物質，培養 24 小時後取出全部培養基，再加入 0.5 ml 的 DMEM + 10% FBS 的培養基及 0.125 ml 的 MTT 試劑，放至 37℃、5% CO_2 的細胞培養箱內處理 4 小時後，再將全部培養基取出，加入 0.5 ml 的 DMSO solution 將 formazan 溶出，再放至 96-well 內利用 ELISA microplate reader，測其在 OD 570 nm 時的吸光值。

細胞存活率之計算 = (sample/control) × 100%

(2) **乳酸脫氫酶（lactate dehydrogenase, LDH）測定**：乳酸脫氫酶是一種穩定存在於細胞質中的酵素，當細胞損傷時，細胞膜被破壞變不完整，使原先存於細胞內之乳酸去氫酶被釋放至細胞培養液中。已知乳酸脫氫酶的釋放量與細胞死亡程度呈正相關，因此偵測培養液中乳酸去氫酶可作為細胞傷害的指標之一。偵測原理為乳酸脫氫酶會將氧化性

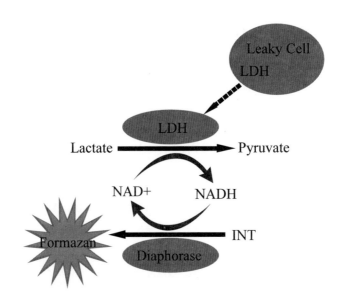

輔酶（NAD⁺）還原成還原性輔酶（NADH），並將乳酸（lactate）氧化成丙酮酸（pyruvate），接著 diaphorase 會催化還原性輔酶與 tetrazolium salt（INT）還原反應，形成深紅色 formazan 結晶物，於 490 nm 波長下測得吸光值。而乳酸脫氫酶釋放至培養液中的量與 formazan 結晶物生成成正比（**Korzeniewski and Callewaert, 1983**）。

　　實驗方法：將適量之細胞數（5×10^4 cells/well）種至 96-well 培養盤，使細胞生長兩天，於添加藥物前將細胞以不含血清之培養液處理兩天，讓細胞週期停滯於 G_0/G_1 期。接著再換為有含血清之培養液，並加入美白成分物質，再放置於 37℃、5% CO_2 培養箱中反應實驗所需之時間。於藥物反應時間結束前 45 分鐘先將 10 μl Lysis solution（10X）加至預先保留之對照組中，混合均勻，接著放回培養箱中作用 45 分鐘。接著在每個孔洞中取出 50 μl 的培養液至新的 96-well 培養盤中，並加入 50 μl 受質混合液【lyophilized diaphorase, lactate, NAD⁺, Tris-buffered tetrazolium dye (INT-chloride), and Triton-100】到每個孔洞中均勻混合，於室溫避光反應 30 分鐘後，加入 50 μl 終止溶液終止反應，最後以 ELISA Microplate Reader 490 nm 波長進行偵測，得到之數值再以試劑組所提供的公式計算其細胞毒害百分比。細胞毒性細算公式：（實驗組 － 控制組）/（最大組 － 控制組）×100%。

(3)利用倒立顯微鏡觀察美白物質對黑色素細胞的生長影響：人類黑色素瘤細胞（A375 cell）培養至已足夠達實驗的數量時，將 2×10^5 cells/well 細胞接種至 24-well 內，加入 DMEM + 10% FBS 的培養基加上細胞液的總體積共 0.6 ml，培養 24 小時後，取出全部培養基，再加入 DMEM + 10% FBS 的培養基及美白活性物質，培養 6、12、24、36、

48 小時後，放置倒立顯微鏡下觀察（如圖 2-5 所示），測試物質如果會毒殺黑色素細胞時，隨著時間觀察細胞存活數目會減少及細胞形態會改變（**Hung et al., 2011**）。

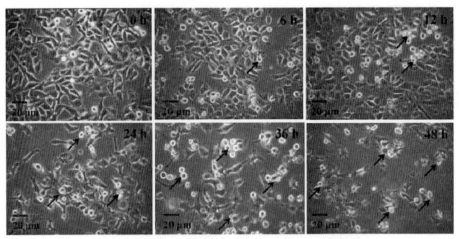

圖 2-5 黑色素細胞存活率減少及細胞形態改變

2. 美白物質對黑色素細胞的影響

通過光學、電子顯微鏡鏡檢觀察黑色素細胞外部形態，研究美白活性物質對黑色素細胞形態、結構及黑色素含量的影響。細胞圖像分析技術是近年發展起來的組織中物質定量檢測手段，根據特殊染色組織的圖元點多少進行定量。在這個過程中，細胞經 10% 福馬林緩衝溶液固定，不存在細胞死亡問題，資料的採集和處理均由電腦完成，減小了誤差，可以保證結果的正確性與可靠性。細胞圖像分析系統包括顯微鏡、照像系統、電腦和圖像分析軟體等（圖 2-6），它通過定區、定放大倍數來測定特殊染色物質圖元量的多少，以此對被測物質定量。

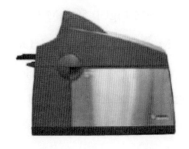
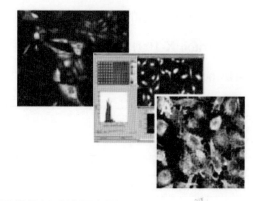

圖 2-6　細胞圖像分析系統示意圖

3. 美白活性物質對黑色素合成過程中相關酵素的分子層次表達

通過分子生物學方法，對黑色素合成過程中相關酵素的 mRNA、蛋白質的表達程度，以評價美白活性物質對這些酵素的影響。

實驗方法：人類黑色素瘤細胞（A375 cell）或小鼠黑色素瘤細胞（B16-F_0 cell）培養至已足夠達實驗的數量時，以 RNasy Mini kit（Qiagen Inc., Chatsworth, CA）抽取 total RNA ，利用 ReverTra Ace（Toyobo）進行反轉錄聚合酶連鎖反應。取 1 μl RNA 混合 0.5 μl oligo（dT）primer、4 μl 5× Reaction Buffer、2 μl dNTP mix（10 mM）、1 μl ReverTra Ace，以 DEPC-treated ddH_2O 使其總體積為 20 μl。以 42℃ 60 分鐘、95℃ 5 分鐘條件進行反應，即可得到 total cDNA。將檢測黑色素合成的相關酵素或蛋白（tyrosinase-related protein-1 (TRP-1)、tyrosinase-related protein-2 (TRP-2)、tyrosinase、glyceraldehyde-3-phosphate-dehydrogenase (GAPDH)）之核苷酸引子（如表 2-1 所示）進行 general PCR 方法（**Jeon et al., 2009**），反應條件為 94℃ 1 分鐘，55℃ 1 分鐘，72℃ 1 分半鐘，進行 35 次循環，最後在 72℃反應 10 分鐘。反應溶液組成除了所合成 cDNA（約 20～50

ng）外，包括 1 倍的緩衝液（10 mM Tris-HCl, 1.5 mM MgCl, 50 mM KCl, 0.1% Triton X-100），0.2 mM dNTP 溶液，50 mM 各引子及 2.0 U/ml Taq DNA polymerase，總體積為 50 ml。所使用的 PCR 機器為 Thermal Cycler （Thermo Scientific, U. S. A.），合成好之 PCR 產物經 1% 洋菜膠電泳檢視。

表 2-1 供聚合酶連鎖反應檢測黑色素合成相關酵素之低聚核苷酸引子

Enzyme	Forwards oligonucleotide primer	Reverse oligonucleotide primer
TRP-1	5'-TGGCAAAGCGCACAACTCACCC-3'	5'-AGTGCAACCAGTAACAAAGCGCC-3
TRP-2	5'-GCACACATGTAACCTCTGTG-3'	5'-TCATATAAGCAGGCTTGGCC-3'
tryosinase	5'-TTGGCATAGACTCTTCTTGTTGCGG-3'	5'-CAAGGAGCCATGACCAGATCCG-3'
GAPDH	5'-TCCACTGGCGTCTTCACC-3'	5'-GGCAGAGATGATGACCCTTTT-3'

二、動物實驗法

用黑色或棕色成年豚鼠，在其背部兩側剃毛成若干去毛區。每天將化妝品用棉棒依次塗布，同時設定空白對照。一段時間以後，取豚鼠的皮膚組織進行檢查，對多巴陽性細胞計數，同時對基底細胞計數（含黑色素顆粒細胞），並與空白組進行比較。這種方法採用的是黃棕色豚鼠，皮膚的黑素小體和黑素細胞的分布與人類非常相似，實驗結果重複性高。

亦可建立美白功效評價動物模型並應用，選取花色豚鼠為實驗動物，建立紫外線誘發皮膚黑化模型，利用皮膚生物物理檢測技術，結合組織化學染色及圖像分析技術對皮膚內的黑素顆粒定量，應用於美白化妝品的功效評價。如可用紫外線連續照射 7 天造成花色豚鼠皮膚黑化模型，在褐色無毛部位連續塗抹樣品 30 天。Mexameter 儀檢測皮膚黑色素指數（MI）和紅色素指數（EI）的變化（如圖 2-8 所示）。安樂處死動物後取皮膚組織，多聚甲醛固定、石蠟切片，多巴胺染色和氨銀染色，對組織切片進行

圖像分析（如圖 2-7 所示）（**Yan et al., 2013**）。利用紫外線造成實驗動物皮膚黑化模型，運用皮膚生物物理學檢測和組織學染色分析技術，可用於美白化妝品及美白原料的功效評價和機制研究。

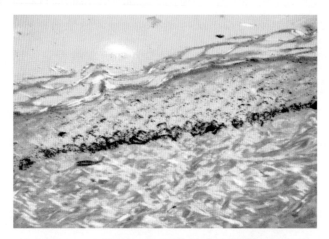

圖 2-7　花色豚鼠皮膚黑化模型組織切片圖

三、人體實驗法

　　人體實驗法一般以人體前臂皮膚為受試部位，以避免光照對皮膚色度的影響。將美白劑塗於人體皮膚上，採用皮膚顏色測定儀，觀察塗敷美白劑前後膚色的變化，以評價美白效果。人類有多種膚色，黃色、白色、棕色和黑色等。對於皮膚顏色變化的判定，最初採用目測法，但此法受觀察者的光感差異、觀測時的照明光源影響很大。後來，採用照相的方法，在照片上分析皮膚灰度值的變化來評價皮膚顏色的變化。但此法受沖印條件及照相時光線的影響，所反映的皮膚顏色變化單一。由於膚色的變化不能用簡單的黑白概念來覆蓋完全，近年來，國外普遍採用國際照明委員會（CIE）規定的色度系統（Lab 色度系統）測量皮膚顏色的變化，公認這種方法比較準確，能夠反映皮膚顏色空間的多維變化，得到的膚色量化值

更爲可靠。Lab 色度系統說明了顏色在色度空間中的位置，並對它加以量化，使得即便肉眼觀察不到的微小變化也可以被反映出來。另外，美白功效評價還可以用德國 CK 公司所生產的皮膚黑色素測試儀，測量皮膚中所含的血紅素和黑色素，測量數值愈高，皮膚中所含的血紅素和黑色素就愈高。它的原理是基於光譜吸收的作用，通過測定特定波長的光在人體皮膚上照射後的反射量來確定皮膚中黑色素和血紅素的含量。與 Lab 色度系統相比，這種儀器測試方法更爲方便，缺點是測定的數值較單一，不能完全反映皮膚顏色空間的多維性變化。Rubegni 等（**Rubegni et al., 1990; Rubegni et al., 1997**）將這種方法應用於人體陽光膚色反應中定量觀察紅斑、曬黑的出現。

目前對於膚色測量使用最多的是 **Chromameter（Minolta Camera Co, Japan）**和 **Mexameter（C-K Electronic, Germany）**（如圖 2-8 所示）。Chromameter 是 CIE 推薦的用於測量顏色的儀器，其輸出結果以 L*a*b* 顏色空間系統表示，L* 代表亮度，從白（0）到黑（100），而色調和色度由 a* 和 b* 表示。Mexameter 是針對皮膚的二種主要色基：黑色素和血紅蛋白而設計的，其結果輸出以色素指數（M）和紅斑指數（E）表示。此外，顯微鏡照相技術和電腦處理系統的結合能夠對紅斑、色素沉著以及皮膚上的傷疤等的皮膚顏色進行掃描並進行色度定量，檢測皮膚顏色的變化。利用顯微鏡照相得到每個波段的紅、綠、藍的亮度資訊，經電腦處理系統進行資料資訊的轉換，得到可進行統計分析的參數資訊，以此來評價皮膚色度的變化，包括在人體上進行的色素沉著抑制試驗等。也可用 **VISIA 全臉分析儀**與黑色素測定儀相結合的方法評價化妝品的美白功效。

VISIA 數位皮膚分析儀運用多重光譜影像科技，從色斑、黃褐斑、紫外斑、毛孔、膚色均勻度、皺紋及面皰感染度等八個能影響面容、皮膚健

康的範疇進行分析（如圖 2-8 所示）。色斑、紫外斑、黃褐斑和紅色區域
能夠顯著影響皮膚的顏色，因此，對於美白產品的評價主要從這四個方面
進行分析。分析的結果以絕對分值、百分比值、斑點個數和臉部照片的方
式呈現出來。通過對化妝品使用前、後面部斑點的定量分析和和圖像直觀
比較，並結合黑紅色素變化對美白產品進行多方面的、直觀的和量化的美
白功效評價。

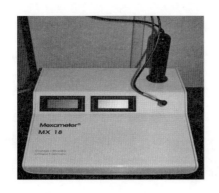 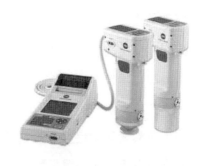

Mexameter　　　　　　　　　　　　Chromameter

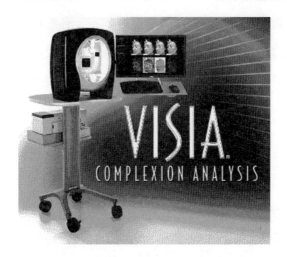

VISIA 數位皮膚分析儀（VISA complexion analysis）

圖 2-8　數種皮膚色澤分析儀器

　　人體臨床試驗可募集一定數量的志願者，選擇老年斑和黃褐斑等色素沉著症者評價化妝品美白效果。但由於受試者色斑深淺不一，影響因素複雜，且研究中難於設置平行對照，受試群體可比性差。因而，有人研究應用紫外線照射正常人皮膚，建立人工黑素斑模型，並對建立模型的各項指標如照射劑量、觀察時間及測量指標等進行優化比較，爲美白類產品的效果評價提供客觀、穩定、可重複的實驗方法。

　　隨著美白化妝品需求的增加，市場前景廣闊，許多著名的化妝品公司和研究機構投入大量的人力物力進行新型美白化學物的開發，投入使用的新型美白化學物越來越多，但是與之相應的美白化學物功效檢測卻沒有變化，仍然延續使用過去慣用的檢測方法，例如蘑菇酪胺酸酶活性測定、細胞中黑色素含量測定等方法。隨著分子生物學技術的發展，明確瞭解在黑色素合成過程中，不單是酪胺酸酶且有調解作用，多巴色素互變酶和二羥基吲哚羧酸氧化酶等也具不容忽視的作用，僅僅檢測美白化學物對酪胺酸酶活性的抑制程度，就對美白效果進行判定，必然有一定的片面性及盲目性。爲此，迫切需要對這些方法進行改進，或尋找新途徑來檢驗這些指標，以便能夠更加正確地評價美白化學物的效果，減少投入使用後的品質問題。

習題

1. 請說明黑色素生合成機制。
2. 皮膚美白、去斑的對策爲何？
3. 請舉一個評估美白功效的方法。

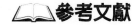**參考文獻**

1. Krasagakis K, Garbe C, and Eberle J. 1995. Tumour necrosis factors and several interleukins inhibitthe growth and modulate the antigen expression of normal human melanocytes in vitro. *Arch. Dermatol. Res.,* 287:259-265.

2. Swope V B, Nedrano E E, and Snalara D. 1995. Long-term proliferation of human melanocytes is supported by the physiologic mitogens alph-melanotropin, endothelin-1, and basic fibroblast growth factor. *Exp. Cell Res.* 217(2) : 452-459.

3. Giuseppe P. 1996. Melanins and Melanogenesis. *Cosmetic Toiletries* 111:43-50.

4. Aroca P. 1992. Regulation of the final phase of mammalian melanogenesis. *Eur. J. Biochem.* 208:155-163.

5. Vincent J H. 2000. The melanosome: the perfect model for cellular responses to the environment. *Pigment Cell Res.* 13:23-24.

6. Jimbow K, Luo D, and Chen H. 1994. Coordinated mRNA and protein expression of human LAMP-1 in induction of melanogenesis after UV-Bexposure and co-transfection of human tyrosine and TRP-I cDNA. *Pigment Cell Res.* 7:311-319.

7. Kim Y, Mosier N S, Hendrickson R, Ezeji T, Blaschek H, Dien B, Cotta M, Dale B, and Ladisch M R. 2008. Composition of corn dry-grind ethanol by-products: DDGS, wet cake, and thin stillage. *Bioresour. Technol.* 99:5165-5176.

8. Ando H, Itoh A, Mishima Y, and Ichihashi M. 1995. Correlation between the number of melanosomes, tyrosinase mRNA levels, and tyrosinase activity in cultured murine melanoma cells in response to various melanogenesis

regulatory agents. *J. Cell Physiol.* 163:608-614.

9. Ando H, Londoh H, Lchihashi M, and Vincent J H. 2007. Approaches to identify of melanin biosynthesis via the quality control of tyrpsinase. *J. Invest. Dermatol.* 127:751-761.

10. Virador V, Kobayashi N, Matsunaga J, and Hearing V J. 1999. A standardized protocol for assessing regulators of pigmentation. *Anal Biochem.* 270:207-219.

11. Rubegni P, Cevenini G, and Barbini P. 1990. Quantitative characterization and study of the relationship between constitutive-facultative skin color and phototype in Caucasians. *Photochem. Photobiol.* 70(3) : 303-307.

12. Rubegni P, Cevenini G, and Flori M L. 1997. Relationship between skin color and sun exposure history: a statistical classification approach. *Photochem. Photobiol.* 65(2) : 347-351.

13. Lei T C, Virador V M, Vieira W D, and Hearing V J. 2002. A melanocyte-keratinocyte coculture model to assess regulators of pigmentation in vitro. *Anal. Biochem.* 305:260-268.

14. Jeon S, Kim N H, Koo B S, Kim J Y, and Lee A Y. 2009. Lotus (*Nelumbo nuficera*) flower essential oil increased melanogenesis in normal human melanocytes. *Exp. Mol. Med.* 41:517-524.

15. Korzeniewski C, and Callewaert, D M. 1983. An enzyme-release assay for natural cytotoxicity. *J. Immunol. Methods* 64:313–20.

16. Huang S H, Wu L W, Huang A C, Yu C C, Lien J C, Huang Y P, Yang J S, Yang J H, Hsiao Y P, Wood W G, Yu C S, and Chung J G. Benzyl Isothiocyanate (BITC) Induces G2/M Phase Arrest and Apoptosis in Human Melanoma A375.S2 Cells through reactive oxygen species (ROS) and both Mitochondria-Dependent and Death Receptor-Mediated Multiple Signaling pathways. *J. Argic. Food Chem.* 60:665-675.

17. Yao Q, Cheng S J, Huang J C, and Zhang J B. 2013. Whitening efficacy assessment for cosmetic materials in animals model. *Chin. J. Comp. Med.* 23:21-24.

第三章　抗皺、抗衰老化妝品功效評估

隨著社會經濟、醫療和保健事業的發展，人口老齡化的速度日趨加快，不少國家已經進入老齡社會。抗衰老、美容護膚愈來愈受到人們的重視，延緩皮膚衰老化妝品的市場需求日益擴大；對於抗衰老的機制、抗衰老（去皺）的途徑、抗衰老化妝品原料及如何達到延緩皮膚衰老的認知要求也愈來愈高。

第一節　皮膚衰老的機制

衰老是所有生物隨著時間的推移都發生的漸進性的現象，皮膚作為人體的一個組織器官，衰老的發生同生物體整體衰老發生的內、外因素有著很多的一致性。皮膚衰老的成因主要是自然衰老和光老化。當然，環境中其他因素導致的皮膚衰老也不容忽視。

一、自然衰老

人的皮膚從 20～25 歲起進入自然老化狀態，大約 35～40 歲之後逐漸出現比較明顯的衰老變化。皮膚自然老化與遺傳有關，老化的過程很大程度上受多種特異性基因影響，同種生物內部微小的基因變化，例如**單核苷酸多樣性（nucleotide polymorphism）**可以影響該個體在各年齡階段的老化速度（**Kaidbey and Kligman, 1979**）。一般來說，哺乳動物老化的細胞有三種表現型：1. 細胞不可逆地抑制 DNA 的合成；2. 細胞凋零的抵

抗；3. 不同功能表現的變化。細胞老化可能是在進化方面對基因多效性的對抗。導致細胞老化的間接原因是三種基因轉錄調節因子表現的衰竭，它們是 c-fos（屬於核內轉錄因子類原癌基因）、Id1 和 Id2（bHLH 轉錄因子的抑制劑）、E2F（生長刺激基因）。由於循環依賴蛋白激酶的抑制劑（P21）的表現量高，E2F 缺乏活性，即使修復的 E2F 成分也不能使老化的細胞合成 DNA。

皮膚老化與年齡有密切關係，隨著年齡的增長，生物體保護機制下降，生物體內生理損傷、新陳代謝減慢，在代謝過程中產生的氧自由基破壞許多生物分子，包括細胞外物質和細胞的 DNA；內源性超氧自由基作用於生物體中的不飽和脂肪酸，產生不穩定的過氧化脂質，進而分解產生醛類，特別是丙二醛，它通過進攻磷脂和蛋白質反應而形成脂質蛋白複合物，即脂褐素累積於細胞內，成為細胞老化的標誌。

皮膚自然衰老有表皮層變化、真皮層改變和皮膚附屬器官中汗腺和皮脂腺的變化。

表皮隨年齡的增長**顆粒層（stratum granulosum）**和**棘細胞層（stratum spinosum）**的細胞個體及群體變小，**角原細胞（keratinocyte）**增殖速度下降使表皮變薄。表皮變薄是一個緩慢的過程，從 20～80 歲，表皮的厚度約減少 1/3。表皮變薄，細胞間質天然保濕因子的含量下降，造成皮膚水合性下降，皮膚乾燥、失去光澤。表皮中存在黑色素細胞和**朗格罕細胞（Langerhans）**的密度隨著皮膚衰老而下降，但黑色素的退化與部位和性別有很大的關係，陽光暴露的部位，例如顏面、手背和前臂伸面，黑色素細胞反而增加。因此，這些部位常出現老年斑。此外，脂質過度氧化形成的脂質過氧化物（類脂質自由基）亦是老年斑形成的原因之

一。郎格罕細胞的下降，可能引起細胞傳導的免疫反應性降低。

眞皮層富含結締組織，主要成分是大分子的纖維狀蛋白。其中，膠原蛋白約占皮膚蛋白乾重的 70%，主要是 I 型和 III 型膠原蛋白，彈性蛋白只占 1%～3%，其餘是黏蛋白和結構糖蛋白。一種名爲**纖維連接蛋白**（**fibronectins**）的結構糖蛋白，充實了纖維蛋白與細胞之間的空隙，對於皮膚的結構具有穩定的作用。眞皮中的主要細胞是成纖維細胞，還有一些來自血液循環的血液細胞。膠原蛋白在眞皮中形成致密的束狀與皮膚表面平行。在皮膚衰老中，膠原蛋白的組成發生改變，首先是 III 型膠原蛋白與 I 型膠原蛋白的比例隨著年齡而增加，III 型膠原蛋白的纖維比較細，這可能是造成衰老時皮膚變薄的原因之一；其次是膠原蛋白之間通過膠原鍵形成交聯現象。膠原蛋白的交聯有兩種形式：一種是胺基酸之間的交聯（衰老時主要是組胺酸與丙胺酸之間的交聯鍵）；另一類是通過非酶糖化作用（又稱爲**梅納反應**（**Millard reaction**））形成的交聯。交聯後的膠原蛋白，增加了對膠原酶的抵抗能力，膠原纖維重新組合形成穩定的纖維束，使結構變得堅固，缺乏彈性，同時形成皺紋。彈性蛋白是維持皮膚彈性的最主要的纖維狀蛋白，它的含量下降或變性是皮膚彈性下降與皺紋形成的重要原因。它們在眞皮乳頭層呈垂直網絡狀態，而在眞皮層的垂直彈性蛋白纖維網絡結構消失，呈碎段狀，分布密度下降，這是受彈性蛋白酶降解的結果。在網狀層中，可以觀察到平行的彈性纖維的密度、表面積、長度和寬度隨年齡而增加。

眞皮層中富含糖類大分子，例如**黏蛋白**（**proteoglycans**）或是胺基葡聚糖，它們是皮膚水合作用的基礎。透明質酸，在皮膚衰老時，由於受到透明質酸酶的降解，它的含量下降。**纖維連接蛋白**（**fibronectins**）在皮膚衰老時，合成增加。眞皮內血管數量隨著年齡增加與皮膚衰老而減

少，加上動脈硬化、血管壁增厚、管腔變窄，血液循環受影響。此外，由於皮膚萎縮變薄，真皮內結締組織變性，對皮膚內血管支持力減小，所以老年人的皮膚可見毛細血管擴張及小靜脈曲張的現象。

隨著年齡的增長，皮膚附屬器官中，汗腺和皮脂腺在衰老時的變化尤爲顯著。汗腺的數量減少，功能不全，造成汗腺分泌量下降；皮脂腺萎縮，分泌量也減少，且成分也發生改變，造成了皮膚乾燥失去光澤，出現鱗屑。皮膚的皮下組織減少，皮脂分泌量減少，角質細胞間（脂）質含量也減少，水分保持能力降低，皮膚的水分屏障功能逐步衰退，經皮水分損失（TEWL）值上升。

總之，自然衰老的一方面表現爲角質層水分減少、汗腺和皮脂腺分泌功能下降，皮膚乾燥、脫屑；另一方面，表皮細胞分化能力降低，表皮恢復速率減慢、角質化功能衰退、角質層變薄，表皮萎縮產生細小皺紋；真皮中膠質細胞總數量減少，一部分膠質細胞又因過氧化脂質的作用，交聯度增加，產生不溶性膠原蛋白，導致彈性降低。真皮結締組織的基本成分──透明質酸，也隨年齡增加而減少，致使真皮水分減少，產生較深的皺紋，皮膚組織代謝分解過程超過合成過程。這些表面形態的改變歸因於真皮呈束狀的膠原纖維和彈性纖維的構成改變、含量降低、纖維變性、異常交聯增加、彈性降低，對表皮層的支撐和循環灌注減弱。

二、光老化

紫外線損害的慢性累積，造成暴露部位皮膚的老化是一個不爭的事實。紫外線是指波長比可見光短的一部分光線，大致分爲 UVC（200～290 nm）、UVB（290～320 nm）和 UVA（320～400 nm）三部分，其中紫外線

的短波部分即爲 UVC 段，由於大氣臭氧層的阻隔不能到達地面，因此皮膚受到的紫外線主要是指 UVB 和 UVA 段的照射。近年來自氟里昂等對臭氧層的不斷破壞，減少了大氣臭氧層的過濾效果，短波長的紫外線也更多地照射到地面，使紫外線輻射的危害不斷增加。紫外線輻射使得皮膚中的自由基含量增加，自由基可損害生物膜，促使彈性纖維發生交聯與聚合；中性粒細胞中的彈性蛋白酶對彈性蛋白、膠原蛋白、黏蛋白和免疫球蛋白等有很強的降解作用。該酵素在皮膚遭受紫外線輻射時，引起血管擴張或紅斑，組織充血炎症，造成彈性蛋白酶對彈性蛋白的片狀降解，彈性纖維絕對量下降；這些變化與隨年齡增加而自然老化呈相反方向。同時，在紫外線照射下，皮膚中還產生活性氧和過氧化脂質。一方面過氧化脂質在氧化酶作用下分解成丙二醛等物質，與蛋白質反應，形成褐素斑；過度的日光照射還會使人體皮膚細胞內的核糖核酸變性；使皮膚角質化過度、表皮角質層增厚，使得皮膚變得粗糙、缺乏彈性、鬆弛、皺紋等衰老表現形成。

環境污染也有能造成皮膚損害，尤其是汽車排放的廢氣和吸菸造成的空氣污染對皮膚的損害更爲普遍。污染的空氣含有揮發性有機化合物、一氧化碳、氧化碳及硫化物等。菸草是最大的自由基來源，每吸入一口煙中的自由基數量是 1000 萬億個，這些皮膚損害的表現往往以過敏性增加爲主，反覆性過敏性反應，加速皮膚衰老的過程。此外，還有低溫潮濕和血液循環差，易造成皮膚老化；生活的壓力、生活不規律、睡眠不足，易使皮膚老化；皮膚清潔不徹底，缺乏水分，也易使皮膚細胞衰老。皮膚衰老還包括表皮更新、真皮對外來化學物清除力、真皮厚度和細胞組成、受傷後表皮化能力、免疫反應、感覺能力、溫度調節、汗腺和皮脂腺分泌、維生素 D_3 合成能力和血管反應性等多方面功能降低。

第二節　抗皺抗衰老途徑及對策

　　由上所述抗衰老化妝品目前遵循以下原則和針對性對策。

一、增強細胞的增殖、代謝能力

　　衰老的實質是組織細胞功能的衰退，促進細胞的活性，即增殖、代謝能力，延緩皮膚的衰老是關鍵的對策。α-羥基酸、維甲酸以及表皮生長因子等促進真皮細胞轉換增殖能力的活性物質。因此，找尋新的、更有效的此類活性物質是皮膚衰老化妝品開發面臨的重要課題。此外，還可以通過一些物理方法，如將皮膚置於靜磁場中，通過改善皮膚的微循環，以增加細胞的增殖、代謝能力對抗皮膚衰老。

二、重建皮膚的細胞外基質

　　皮膚組織的細胞外基質，主要是膠原蛋白、彈性蛋白、黏多糖及結構糖蛋白等結締組織，也包括類脂質及某些天然保濕因子，它們維持著皮膚的屏障功能與水合作用。皮膚中細胞外基質在含量與質量上，隨著皮膚衰老的種種變化而改變，是皮膚衰老的重要特徵之一。因此，重建細胞外基質結構，使其在質與量兩方面都趨向年輕時的構成，是皮膚防衰老的重要對策之一。重建細胞外基質，一般有主動與被動兩種方式：被動方式是指人為方式補充由於皮膚老化而失去的部分細胞外基質。例如，在防衰老化妝品中，加入膠原胜肽、彈性蛋白胜肽、透明質酸、磷脂、天然保濕因子等細胞外基質。主動方式是通過一些具有生物活性的物質，增強皮膚各類細胞，合成這些細胞外基質的能力。因此在天然物質中，尋找具有此類型生物活性的物質，調節皮膚組織自己抗衰老能力。根據衰老發生的神經內分泌學說，人衰老過程中激素表現量下降，對皮膚衰老的發生具有很大

的影響。相關研究發現，人類性激素及其他類固醇激素或具有類似結構的物質，能促進膠原蛋白、彈性蛋白的合成，亦能促進皮脂腺分泌皮脂，重建細胞外基質構造。有實驗顯示氧離子對膠原合成與結構重建具有正面性作用。此外，皮膚正常老化過程以彈性纖維的降解及重新合成、交聯形成或變性等方式進行，光老化是以皮膚彈性纖維片狀降解和彈性纖維絕對量下降為進程，但兩者的共同特點是彈性纖維蛋白酶對彈性纖維蛋白的降解，恢復皮膚彈性也是延緩皮膚衰老的重要途徑之一。植物萃取物**黃烷酮**（**flavanones**）和花色素苷（**anthocyanins**）族類化合物對該多種酶具有抑制作用。

三、抗紫外線輻射

促進皮膚老化的眾多外界因素中，紫外線引起的光老化已被證實是主要原因，抗紫外線防曬是皮膚抗衰老、防皺的重要措施。目前使用的化學吸收和物理遮蔽兩大類防曬劑加入化妝品，以防止紫外線對皮膚的損害。除此之外，紫外線引起的皮膚衰老同表皮層的某些成分改變有關，其中維生素 A 含量會下降。因此，必須注意應用防曬劑的同時，補充這些失去的物質，幫助皮膚恢復重建。當然，紫外線輻射引起的皮膚衰老，有自由基對組織細胞的損害及蛋白水解酶對結締組織降解等問題。由於化妝品本身功能之一是美容，因此抗紫外線輻射，使皮膚美白亦是重要。

四、抗氧化

抗氧化是指對抗離子和低能輻射產生的活性氧自由基（**reactive oxygen species, ROS**）對皮膚脂質、蛋白質、生物膜的損害作用。目前，對抗和消除自由基，防止自由基的損害作用，往往通過抗氧化劑。抗氧化劑大致可以分成兩類：一類是非酶類抗氧化劑，有維生素 E、維生素

C、硒和硒化合物等。另一類是酶類抗氧化劑,有超氧岐化酶(SOD)、谷胱甘肽過氧化物酶(GSH-PX)、過氧化氫酶(CAT)、谷胱甘肽還原酶(GSSG-R)等。這兩類抗氧化劑已經加入化妝品中,對於酶類抗氧化劑在化妝品中的穩定性以及由於分子量較大,滲入皮膚受限制等方面因素,因此,目前以非酶抗氧化劑爲主。

五、抗交聯

真皮中膠原蛋白或彈性纖維的交聯,是造成皮膚皺縮和彈性下降等衰老表現的重要原因之一。對抗交聯可以使用抗交聯劑,如 β-胺基丙腈,可抑制體內的交聯反應。此外,許多金屬離子是一種交聯劑,使用檸檬酸鹽、酒石酸鈉、EDTA 等,通過對金屬離子的螯合而抑制交聯反應。

六、抗降解

指對抗各種水解酶對皮膚細胞外基質的降解,例如對抗膠原蛋白酶、彈性蛋白酶和透明質酸等分別對其底物膠原蛋白、彈性蛋白和透明質酸的降解。降解造成的後果是使皮膚結構破壞和衰老加速。在紫外線輻射引起的皮膚老化中,真皮中結締組織的降解是很重要的原因。當皮膚在紫外線輻射下,引起皮膚紅斑,造成紅斑局部充血、炎症和白血球浸潤。白血球中大量的水解酶的釋放,降解了紅斑周圍組織中的細胞外基質,使得這些基質的含量下降。尤其是彈性蛋白受其彈性蛋白酶降解後,使得皮膚失去彈性、鬆弛、出現皺紋。因此,通過化妝品中(尤其在防曬類護膚產品)加入該酶的抑制劑,可以防止彈性蛋白降解,保持皮膚的彈性,預防皺紋的形成。

七、抗過敏炎症

環境因素中除紫外線引起的光老化外，二氧化碳、吸菸和汽車排放的廢氣造成空氣污染，它的表現往往是皮膚過敏炎症反應。對抗有害環境因素造成的皮膚過敏炎症的良策，第一是重建皮膚的自我防護屏障，這包括防紫外線、清洗、營養以及必要的護理，幫助皮膚重建防護屏障。二者，是要使用具有抗過敏作用的有效物質，例如從植物萃取的透明質酸抑制劑，它的抗過敏活性大大超過色甘酸二鈉（disodium chromoglycate）等抗過敏藥物。

第三節　抗皺抗衰老化妝品功效評估

目前，國際採用各種技術和檢測儀器評價抗衰老化化妝品的功效性，主要的技術和儀器如下：

一、水分經皮散失率的測定

評價抗老化化妝品的潤膚性能和皮膚屏障功能修復能力。**水分經皮散失率（transepidermal water loss, TEWL）**不表示角質層的含水量，而是反映角質層的屏障功能，為評價角質層狀態的重要因數。用 Nilso 製作的蒸發計可以簡單地測定 TEWL。基本原理是基於靠近表皮（1公分以內）的水蒸氣壓梯度，用電容量感測器測定這一範圍內的兩點的水蒸氣壓，可以計算出經表皮蒸發的水量。此外，還有其他皮膚保濕功能的評價方法，其中有主觀評判的臨床評價法，也有藉助各種儀器的人體測定方法，包括電子的、微波的、機械的、熱力學的，還有利用掃瞄電鏡和光譜學等。抗衰老化妝品的保濕性可以有效緩解因乾燥造成的皮膚細紋。有關皮膚水分含量測定及水分經皮散失率測定的詳細介紹，請參見第四章「保濕化妝品

功效評估」。

二、活性成分的抗氧化能力的測定

活性成分抗氧化能力通常在生化系統中測定，當特定自由基產生源（如經由 Feton 反應產生烴自由基；AAPH 產生過氧化氫自由基和 SIN-1 產生 NO 自由基）與指示劑反應，系統中產生的自由基會使指示劑的信號減弱。抗氧化測試方法是指活性成分保護指示劑的能力。氧自由基吸附能力（ORAC）測試法通常測定 AAPH 產生過氧化自由基的方法。

為瞭解活性成分的抗氧化特性，可以檢測**清除 DPPH 自由基能力、還原力、TEAC（ABTS 自由基清除能力）、螯合亞鐵離子能力、細胞內 ROS 生成及測定細胞谷胱甘肽（GSH）氧化態和還原態之量的變化**的影響等試驗，探討活性成分的的抗氧化特性。

(一)清除DPPH自由基之能力（Bonina et al., 1998; Shimada et al., 1992）

1. 原理：自由基是一種含不成對電子的化學物種，會搶奪其他分子的電子使其氧化，大多數自由基都是不穩定的活潑中間體，很容易發生化學反應。只有極少數自由基是穩定的，例如 2, 2-diphenyl-1-picrylhydrazyl（DPPH），因此被廣泛應用於物質的抗氧化力評估。實驗上所採用的 DPPH 甲醇溶液為紫色，在 517 nm 下有強的吸光值，若與試樣結合，將會降低吸光值，藉以判斷發酵液清除 DPPH 自由基的能力，吸光值愈低，表示酒粕發酵液清除 DPPH 自由基的能力愈強。

$$DPPH \cdot + AH \rightarrow DPPH:H + A \cdot$$

2. 實驗流程：將測試物質溶液取 0.1 ml 加入 3.9 ml Methanol 及 1 ml 0.4 mM DPPH 於室溫避光反應 30 分鐘，以 0.1 ml 去離子水取代發酵液為樣品背景值，以 OD 517 nm 測定其自由基清除能力。DPPH 自由基清除率計算方法：

清除率 % ＝〔1 －（樣品吸光度 － 樣品背景值）／ 對照組吸光度〕×100

(二)還原力測定（Oyaizu, 1986）

1. 原理：藉由普魯士藍（Prussian blue, $Fe_4[Fe(CN)_6]_3$）之生成量來作為反應物還原過氧化物的能力，步驟是由赤血鹽（potassium ferricyanide, $K_3Fe(CN)_6$）還原成黃血鹽（$K_4Fe(CN)_6$）後，Fe^{3+} 還原成 Fe^{2+} 之亞鐵氰錯離子，此亞鐵氰錯離子再與 Fe^{3+} 形成亞鐵氰化鐵，即所謂的普魯士藍，在 700 nm 下有強的吸光值，當其吸光值高時，即代表具有較佳之還原力。

2. 實驗流程：取 200 μl 測試物質溶液，加入 200 μl 之 0.2 M 磷酸緩衝溶液（pH 6.6）200 μl 之 1% 赤血鹽（$K_3Fe(CN)_6$）於 1.5 ml 離心管中混合均勻後，於 50℃ 靜置 20 分鐘後迅速冷卻，再加入 200 μl 之 1% 三氯醋酸（TCA）溶液，以 6000 rpm 離心 10 分鐘，取上清液 100 μl 於 96-well 之酵素免疫分析盤中，於每一孔中加入 100 μl 的二次去離子水和 200 μl 之 0.1% 氯化鐵（$FeCl_3$）溶液，混合均勻後於室溫下反應 10 分鐘，使用盤式光譜分析儀檢測 OD 700 nm 的吸光值，吸光值愈高表示試驗樣品還原力愈強。實驗中以 BHA 作為標準品。並以二次水取代樣品作為對照組。還原力的計算公式為：

還原力（%） ＝〔（樣品於 700 nm 的吸光值）／（1 mg/mL BHA 於 700 nm 的吸光值）〕×100%

(三)清除ABTS自由基能力測定（trolox equivalent antioxidant capacity, TEAC）（Miller et al., 1993）

1. 原理：ABTS 經 $K_2S_2O_8$ 催化後形成 $ABTS^+$ 自由基，呈現穩定藍綠顏色，在 734 nm 下有強的吸光值。當抗氧化物（AH）參與反應，$ABTS^+$ 自由基得以還原成 ABTS 而使藍綠色減弱或消失（$ABTS^+ \cdot + AH \rightarrow ABTS + A \cdot + H^+$），因此可藉由 734 nm 吸光值的變化來評估測試物質抗氧化能力，吸光值愈低時表示測試物質抗氧化能力愈佳。

2. 實驗流程：以磷酸緩衝液（PBS buffer、1 L PBS buffer 中含 8.18 g NaCl、0.27 g KH_2PO_4、1.42 g Na_2HPO_4 及 0.15 g KCl、pH 7.4）配置 20 mM 的 2, 2'-azono-bis（3-ethylbenz- thiazoline-6-sulfonic acid）（ABTS），以二次蒸餾水配置 70 mM $K_2S_2O_8$。使用前 16 小時混合上述二試劑成為 ABTS · + stock solution（此 stock solution 在室溫下可穩定超過 2 天），使用前以 PBS buffer 稀釋到吸光值 0.800 ± 0.30。取 10 μl sample 加上 990 μl 經稀釋的 ABTS · + stock solution，均勻混合後在避光條件下靜置 6 分鐘，以分光光度計測定 734 nm 的吸光值。control 為取 PBS buffer（pH 7.4）10 μl 在相同的反應條件下進行作用所測得 OD 734 nm 之值。

清除 ABTS 自由基之能力（%）＝〔（OD734 control – OD734 sample）／
OD734 control〕×100

Trolox（6-hydroxy-2, 5, 7, 8-tetramethyl-chroman-2-carboxylic acid）為維生素 E 的水溶性相似物，利用不同濃度之 Trolox 在相同反應條件下製作檢量線（如圖 3-1 所示），對照所得結果即為 TEAC 以 mM 表示。

(四)螯合亞鐵離子能力測定（Boyer and McCleary, 1987）

1. 原理：金屬離子的促氧化作用經常是造成脂質過氧化的主要因

素，藉由 redox cycle 反應，只要少量的金屬離子 可產生大量自由基，並加速脂質氧化的進行。在多種金屬離子中，Fe^{2+} 經常是最具影響力的助氧化劑，會促進脂質氧化作用的進行。利用 Fe^{2+} 與 ferrozine 的複合物在 562 nm 之呈色反應，可測得樣品對 Fe^{2+} 離子的螯合能力。當樣品螯合 Fe^{2+} 離子時，會造成 562 nm 吸光值的降低。由吸光值判定，吸光值愈低者表示測試樣品之螯合 Fe^{2+} 離子能力愈強，抗氧化效果愈佳。

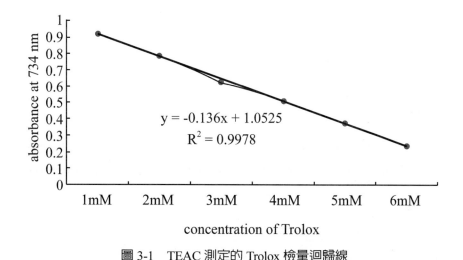

圖 3-1　TEAC 測定的 Trolox 檢量迴歸線

$$Fe^{2+} + ferrozine \rightarrow ferrozine\text{-}Fe^{2+}\ complex（紫色）$$

2. 實驗流程：取 200 µl 不同濃度之試驗樣品於 96-well 之酵素免疫分析微量盤中，依序加入 20 µl 之 2 mM 氯化亞鐵（$FeCl_2 \cdot 4H_2O$）溶液，均勻混合 30 秒後，再加入 40 µl 之 5 mM Ferrozine，均勻混合並於室溫下反應 10 分鐘後，使用盤式光譜分析儀檢測 562 nm 的吸光值，吸光值愈低表示樣品螯合亞鐵離子的能力愈強。實驗中以 EDTA 作為陽性對照組（positive control），以二次水取代樣品作為控制組。測試酒粕發酵液螯合亞鐵離子的能力。

螯合亞鐵離子能力百分比（chelating effect %）＝〔1 －（sample at 562 nm － blank at 562 nm）/（control at 562 nm － blank at 562 nm）〕×100

　　sample at 562 nm：添加樣品之實驗組於 562 nm 的吸光值。

　　blank at 562 nm：樣品空白組於 562 nm 的吸光值。

　　control at 562 nm：以去離子水取代樣品之控制組於 562 nm 的吸光值。

　　blank at 562 nm：去離子水空白組於 562 nm 的吸光值。

(五)對於細胞內ROS的影響（Silveira, 2004）

　　1. 原理：人體一般皆具有清除反應性氧化物質（**reactive oxygen species, ROS**）的能力，但如果細胞因外界環境產生過量之 ROS 且超出人體本身之清除率，便會容易造成氧化之 O_2^- 或是 H_2O_2 經由被催化後的 OH^- 與鹼基作用造成突變。DCFH-DA（2',7'-dichlorodihydro-fluorescein diacetate）具有兩個親脂性基團，可透過細胞膜進入細胞。DCFH-DA 在細胞內會被 esterase 分解成 2',7'-dichloro-fluorescein（DCF）而無法穿透細胞膜，當細胞內有自由基存在時，會與其發生反應，產生具有螢光的化合物，可利用 488 nm 的 laser 激發而於 520 nm 處有極強的發光（圖 3-2）。故本實驗利用 DCFH-DA 染色後，以**流式細胞儀（flow cytometry）**偵測其 ROS 含量。

　　2. 實驗流程：將 B16-F_0 小鼠黑色素瘤細胞 10^6 cells/well 種入 6-well 中，加入 3 ml 含有 DMEM + 10% FBS 的培養基培養 24 小時後，去除舊的培養基，再加入 2 ml 新的培養基、200 μl H_2O_2 和 400 μl 的測試物質溶液（或 Vit C），培養 30 分鐘後。去除舊的培養基以 Trypsin-EDTA soluteion（1X）洗下細胞，離心 1800 rpm 5 分鐘，去除上清液。加入 1 ml 含有 **2',7'-dicholorodihydro-fluorescein diacetate**（DCFH-DA）（20 μM）新的培養基，在 37℃培養 30 分鐘，離心 4000 rpm 5 分鐘，4℃去除上清液後以冰冷的 PBS 回溶均勻後，在重複一次上述步驟清洗細胞後放置冰上以流式細胞儀偵測螢光含量。

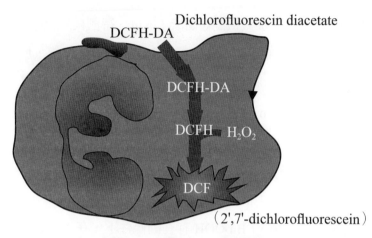

圖 3-2　DCFH-DA 作用原理

(六)測定細胞谷胱甘肽氧化酶（GSH）氧化態和還原態之量的變化

1. 原理：谷胱甘肽過氧化物酶可以清除活細胞內過氧化物，在保護細胞免受自由基損傷過程中起著關鍵作用。細胞內的脂類容易和自由基發生反應，產生脂類過氧化物。谷胱甘肽過氧化物酶可以利用還原型谷胱甘肽（GSH）還原脂類過氧化物，從而消除自由基的毒害作用。谷胱甘肽過氧化物酶可以催化 GSH 產生 GSSG，而谷胱甘肽還原酶可以利用 NADPH 催化 GSSG 產生 GSH，通過檢測 NADPH 的減少量就可以計算出谷胱甘肽過氧化物酶的活性能力。在上述反應中，谷胱甘肽過氧化物酶是整個反應體系的限速步驟，因此 NADPH 的減少量和谷胱甘肽過氧化物酶的活性線性相關。反應原理，GPx 為谷胱甘肽過氧化物酶，GR 為谷胱甘

肽還原酶，R-OOH 爲過氧化物（**Wang et al., 2009**）。

$$2GSH + R\text{-}OOH \xrightarrow{GPx} GSSG + R\text{-}OH + H_2O$$

$$NADPH + H^+ + GSSG \xrightarrow{GR} NADP^+ + 2GSH$$

2. 實驗流程：依次加入檢測緩衝液 176 μl、待測樣品 10 μl 和 GPx 檢測工作液 10 μl 混勻。加入 15 mM 過氧化物試劑溶液 4 μl 後，反應開始。需適當混勻，可以使用培養板振盪器。使用適當的酶標儀或微量紫外分光光度計測定 OD 340 nm。連續測定 3 分鐘或自動每隔 30 秒測定一次 OD 340 nm。

3. 樣品中谷胱甘肽過氧化物酶酶活力的計算：谷胱甘肽過氧化物酶酶活力單位的定義：1 個酶活力單位（1 unit）在 25℃，pH 8.0，在 GSH、谷胱甘肽還原酶、t-Bu-OOH 存在的條件下，在 1 分鐘內可以催化 1 mmol NADPH 轉變成 NADP$^+$。1 U=1000 mU。對於谷胱甘肽過氧化物酶溶液：1 mU/ml = 1 nmol NADPH/min/ml = (A340/min) / 0.00622 即相當於：〔**檢測體系中谷胱甘肽過氧化物酶活力**〕=〔A340/min (sapmle) －A340/min（blank）〕/ 0.00622。

三、皮膚黏彈性的測定

從化妝品使用前後皮膚的黏彈性變化來評價抗衰老化妝品活性成分對皮膚的柔軟作用。皮膚的力學特性與角質層的機械強度和水分皮脂的平衡、膠原纖維、彈性纖維、基質構造及其存在形態有很大的關係，呈現出複雜的黏彈性特點。測定皮膚黏彈性的方法、儀器很多，例如**皮膚彈性測試儀 Cutometer dual MPA580、皮膚黏彈性測試儀 CutiScan CS100、皮膚扭矩衝擊式緻密度和回彈性測試儀 Torsional Ballistometer** 等。

(一)皮膚彈性測試儀Cutometer dual MPA580

1. 皮膚彈性測試原理：測試原理是基於吸力和拉伸原理，在被測試的皮膚表面產生一個負壓將皮膚吸進一個特定測試探頭內，皮膚被吸進測試探頭內的深度是通過一個非接觸式的光學測試系統測得的。測試探頭內包括光的發射器和接收器，光的比率（發射光和接收光之比）同被吸入皮膚的深度成正比，然後通過 MPA 軟體分析來確定皮膚的彈性特性。

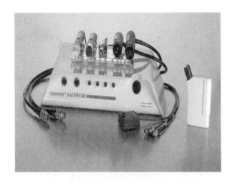

皮膚彈性測試儀
Cutometer dual MPA580

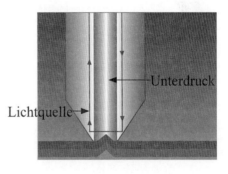

皮膚彈性測試原理

圖 3-3 皮膚彈性測試儀 Cutometer dual MPA580

2. 彈性測試儀的參數和曲線

$$Uf = Ue + Uv$$

Uf：皮膚最大拉伸量。

Ue：彈性部分拉伸量。

Uv：Uf － Ue 為皮膚的黏彈性部分或稱為塑性部分。評價參數如下：R2 = Ua / Uf，回彈部分的彈塑性總量／拉伸部分的彈塑性總量，兩個過程的彈塑性性能相比，愈接近 1 愈好。R5 = Ur / Ue，回彈部分的

彈性量／拉伸部分的彈性量，兩個過程的彈性性能相比，愈接近 1
愈好。Q1 = (Qe + Qr) / Q0，回彈部分的彈塑性總面積／拉伸部分的
彈塑性總面積，愈接近 1 愈好。

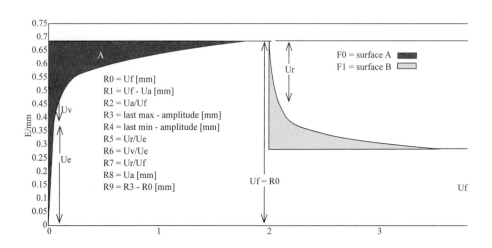

(二)皮膚黏彈性測試儀CutiScan CS100

　　測試探頭將機械力和 CCD 攝像頭結合，儀器通過測試探頭給測試部
位皮膚提供一個恒定的負壓，在這個過程中皮膚被負壓拉起，然後負壓
全部取消，皮膚恢復到原始狀態。探頭內的高解析度 CCD 攝像頭通過視

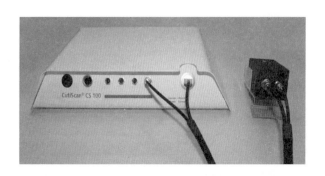
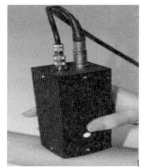

圖 3-4　皮膚黏彈性測試儀 CutiScan CS100

頻 Horn-Schunk 光流演算法記錄下了皮膚上每個圖元點的位移變化，得到了皮膚的形變圖。通過皮膚形變圖就可以得到一些與皮膚黏彈性有關的參數，在皮膚形變圖的每個方向上可以得到一條時間與負壓及恢復過程中的垂直位移曲線。皮膚抵抗變形的能力愈強，皮膚愈緻密。由於皮膚的彈性／黏彈性的原因，皮膚表面負壓取消後，皮膚不能馬上恢復到原始狀態。由於皮膚的各向異性的原因，當我們從不同方向觀看皮膚形變時，發現有的方向上的位移和恢復率高於其他方向。

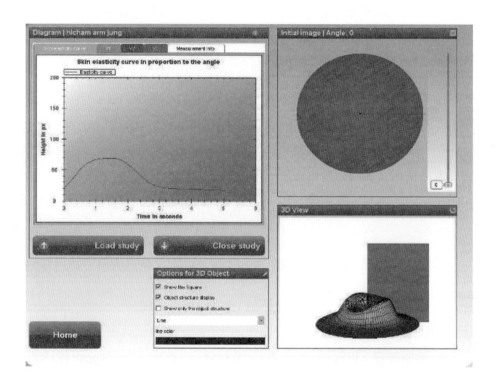

(三)皮膚扭矩衝擊式緻密度和回彈性測試儀Torsional Ballistometer

用於測試皮膚的緻密度和回彈性能，測試方法採用的是傳統的扭矩衝擊式試驗方法，即以一個恒定的力撞擊皮膚表面，通過測試皮膚的壓痕深度測試皮膚的緻密度，通過測試回彈程度測試皮膚的動態回彈性能。

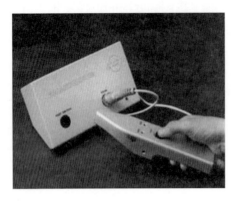 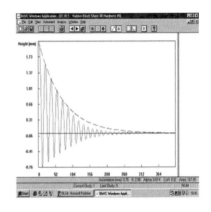

回彈性測試儀
Torsional Ballistometer

皮膚的動態回彈性能

圖 3-5　皮膚扭矩衝擊式緻密度和回彈性測試儀 Torsional Ballistometer

四、真皮基質成分的測定

利用**酵素聯結免疫吸附分析法（ELISA）**測定使用化妝品前後皮膚中膠原蛋白、彈性蛋白的量以及膠原蛋白調節酶彈性蛋白調節酶的活性，細胞組成如透明質酸之量的變化。

利用酵素聯結免疫吸附分析法（ELISA）測定膠原蛋白方法（**Gay and Miller, 1978**）：

(一)實驗藥品及儀器

1. 實驗藥品：FBS（胎牛血清）、DMEM（培養基）、Trypsin-EDTA（胰蛋白酶）、PBS 緩衝液、0.5 M acetic acid、Sircol™ collagen assay kit: (Dye reagent、Alkali reagent、Acid-salt wash reagent、Acid neutralizing reagent、Collagen isolation & Concentration reagent)。

2. 儀器：48-well（細胞培養盤）、CO_2 培養箱、離心機、分光光度計。

(二)實驗步驟

　　將含人類纖維母細胞的 DMEM 培養液加至 48-well 培養盤內，所接種的細胞數為 2×10^4 cells/well，總體積共 0.5 ml，置於 CO_2 培養箱培養 24 小時。取出全部培養液，再加入 PBS 緩衝液 0.5 ml，加入抗衰老活性成分 0.5 ml 的培養液，培養 48 小時。從 48 well-plate 中取出 medium，再加入 500 μl（4℃）PBS 沖洗一下 well。再將 PBS 取出，再分別加入 500μl 0.5 M 的 acetic acid（4℃）溶液，並放置 1 小時待 collagen 溶解。用微量吸取器將溶液混和均勻並取出 500 μl，放入 1.5 ml 離心管中。放置有 collagen-acetic acid 的離心管再分別加入，50 μl Acid Neutralising reagent。之後所有離心管再加入 4℃ 100 μl 的 Isolation & Concentration Reagent，加入後使用顛倒搖晃方式混合溶液。離心管放置於離心管架上，並將此架放置於載有浮冰的長盒中，放置於 4℃ 冰箱中 overnight。將離心管取出準備離心，離心管以 12000 rpm 離心 10 分鐘，用微量吸取器緩慢取出，以每次取 200 μl 進行操作，直到離心管中的溶液剩下 100 μl 為止。每個離心管加入 1 ml Sircol Dye Reagnet，再將離心管放入 shaker 45 分鐘，溫度控制約 0℃（目的是讓 collagen 和染劑結合）。再將離心管以 12000 rpm 離心 10 分鐘。小心取出 tube 中的上清液，以每次取 200 μl 進行操作，直到上清液抽乾為止。每個 tube 各加入 4℃ 750 μl 的 1X Acid-Salt Wash Reagent，浸泡 collagen-dye pellet 5 分鐘（為了移除未結合 collagen 的 dye）。加完後，所有 tube 再以 12000 rpm 進行離心 10 分鐘。小心的移除上清液，之後用棉花棒將 tube 周圍水分吸乾，250 μl Alkali Reagent 到每個 tube 中，並用 vortex 振盪混合 10 秒。最後從每管 tube 中各取出 200 μl，並加入 96-well plate 中，檢測吸光值 555 nm，並比對 collagen 濃度與 OD 555 nm 的標準曲線（如圖 3-7 所示）換算 collagen 濃度。

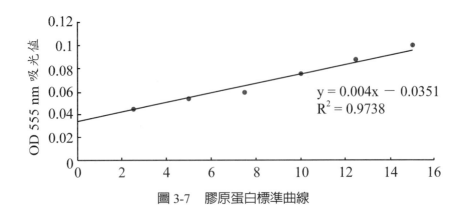

圖 3-7　膠原蛋白標準曲線

五、皮膚皺紋的測定

　　皮膚紋理與皺紋的測定，一直是皮膚衰老與抗衰老研究的一個重要手段，也是目前抗衰老除皺紋產品效能評估較客觀的方法之一。在已建立的皮膚紋理和皺紋測定方法中，非創傷性檢測技術頗受生物醫學和化妝品科學家的青睞。目前，用來評估抗皺功效評價常用的 **VISIOD-3D 快速成像法**及 **VISIR-CR 面部成像系統測試法**。測試樣品作用於人或實驗動物，測試結果能直接反應化妝品功效，有利於測試使用前後功效比對。

(一)快速成像法

　　皮膚快速成像分析系統 DermaTOP 採用先進的條紋投影測量技術檢測皮膚的皺紋、毛孔、皮紋、眼袋、皮膚蜂窩狀態、唇紋等參數。它是一種非接觸的快速測量方法，能進行三維皮膚快速成像，採用藍色光源，一秒鐘內完成測量。VISIOFACE V4 通過頭部感測器、兩個耳部感測器和面部鐳射定位功能使 DermaTOP 系統具有非常好的臉部二次定位功能，高解析度的鏡頭和條紋投影器可以進行非常好的調整和固定，使整個系統更加穩定、精確和可靠（如圖 3-8 所示）。DermaTOP 系統採用德國 Breuckmann

公司的數位 3D 成像技術，可以得到皮膚每個點陣三維資料，完成皺紋、毛孔、皮紋、眼袋、皮膚蜂窩狀態、唇紋的各種參數測量。

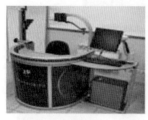 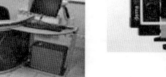 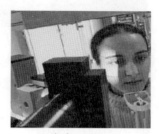

DermaTop　　　　　VISIOFACE V4 感測器　　　　藍色光源

1. 皮膚細紋測試

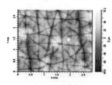 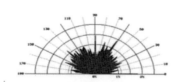 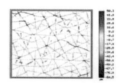

2. 皺紋測試：皺紋粗糙參數、體積、面積、平均深度

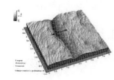 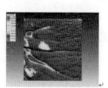 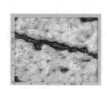 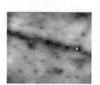

3. 皮膚毛孔測試：毛孔數量、面積和深度

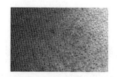 

4. 眼袋測試：眼袋體積和表面積變化

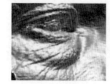 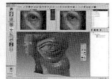 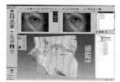

5. 唇紋測試：唇紋粗糙度參數

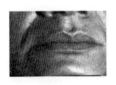 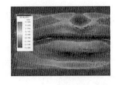 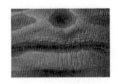

6. 皮膚蜂窩組織測試：蜂窩組織波浪粗糙參數、體積變化

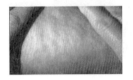 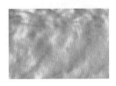 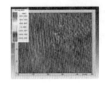 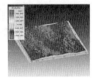

圖 3-8　皮膚快速成像分析系統 DermaTOP

(二)VISIR-CR面部成像系統測試法

　　目前國際上廣泛採用矽膠皮膚覆膜製備樣品，然後用電腦圖像分析技術，通過檢測皺紋在斜射光下形成的陰影面積，再換算得到皮紋與皺紋的深度。此方法是基於一定角度直射光下皺紋形成影子的原理，因而它的測定結果必然會受到光線照射角度與皮紋、皺紋方向和角度的影響；其次，由於較大皺紋所形成的陰影可能遮蓋鄰近較小的皺紋，因此在實際操作中可能出現低估實際皺紋現象。目前利用此法檢測皺紋的儀器，例如 **Violine VL650（Courage & Khazaka, kdn, germany）**。

　　操作方法：Visoline VL650 測試過程是將一塊從皮膚上取下來的矽膠皺紋膜放於主機的平台上，一束傾斜的平行光照在硅膠皺紋膜片上，有縐紋的地方就會形成皺紋的陰影，在矽膠膜上的上方有一個高分辨率的攝影機用於圖像拍攝，通過專業軟體分析這些陰影部分的面積、長度和圖像灰度值的變化分析皮膚皺紋的變化，最後用於抗皺化妝品的檢測（圖 3-9 所

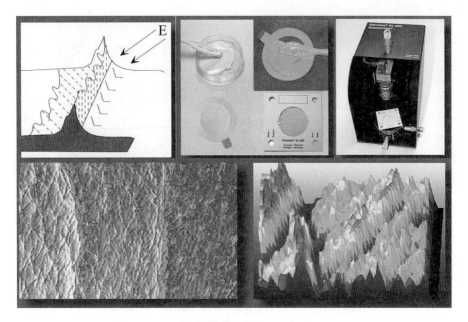

圖 3-9　皮膚皺紋測試儀器 Visoline VL650

資料來源：Courage & Khazaka, kdn, germany

示）。Lee 等人（**Lee et al., 2014**），利用 Visoline® VL 650 評估不同的茶葉萃取液（tea (Camellia Sinensis) water extract, CSWEs），包括綠茶（green tea）、白茶（white tea）及黑茶（black tea）對抗皺效果的評估（圖 3-10 所示），比較 C 組、RA 和 CSWE 群體減少皺紋的淺溝和細而窄冠格局的形成。

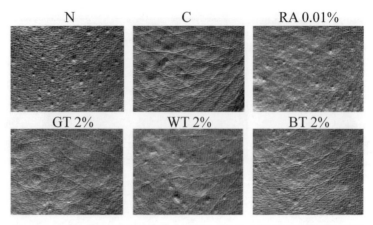

圖 3-10　比較茶萃取物處理 4 週後，無毛小鼠皮膚皺紋影像圖

N: saline-treated normal group, C: UVB-irradiated control group, RA 0.01%: 0.01% retinoic acid-treated group, GT 2%: 2% green tea-treated group, WT 2%: 2% white tea-treated group, BT 2%: 2% black teatreated group.

習題

1. 請說明造成衰老機制有哪些？

2. 皮膚抗皺、抗衰老的對策為何？

3. 請舉一個評估抗皺抗衰老功效的方法。

📖 參考文獻

1. Bolognia J L. 1995. Aging skin. *Am. J. Med.* 98:99-103s.

2. Gilchrest B A. 1996. A beview of skin aging and its medical therapy. *Brit. J. Dermatol.* 135:867-875.

3. Kaidbey K H, and Kligman A M. 1979. Acute effect of long wave ultraviolet irradiation on human skin. *J. Invest. Dermatol.* 72:253-256.

4. Bonina F, Saija A, Tomaino A, Cascio R L, Rapisarda P, and Dederen J C.

1998. In vitro antioxidant activity and in vivo photoprotective effect of a red orange extract. *Intern. J. Cosm. Sci.* 20:331-342.

5. Boyer R F, and McCleary C J. 1987. Superoxide ion as a primary reductant in ascorbate-mediated ferritin iron release. *Free Radic. Biol. Med.* 3:389-395.

6. Miller N J, Riceevans C, Davies M J, Gopinathan V, and Milner A. 1993. A novel method for measuring antioxidant capacity and its application to monitoring the antioxidant status in premature neonates. *Clin. Sci.* 84 : 407-412.

7. Silveira L R. 2004. Critical and methodologyical analyses on the determination of reactive species in skeletal muscle cells during contractions. *Arq. Bras. Endocrinol. Metabol.* 48:812-822.

8. Shimada K, Fujikawa K, Yahara K, and Nakamura T. 1992. Anti-oxidative properties of xanthan on the anti-oxidation of soybean oil in cyclodextrin emulsion. *J. Agr. Food Chem.* 40:945-948.

9. Oyaizu M. 1986. Antioxidative activity of browning products of glucosamine fractionated by organic solvent and thin-layer chromatography. *Nippon Shokuhin Kogyo Gakkaishi* 35:771-775.

10. Gay M, and Miller E J. 1978. Collagen in the Physiology and Pathology of Connective Tissue, 110 pages. Publisher: Gustav Fischer Verlas, Stuttgart.

11. Wang X Z, Liu S S, Sun Y, Wu J Y, Zhou Y L, and Zhang J H. 2009. Beta-cypermethrin impairs reproductive function in male mice by inducing oxidative stress. *Theriogenol.* 72(5): 599-611.

12. Lee K O, Kim S N, and Kim Y C. 2014. Anti-wrinkle Effects of Water Extracts of Teas in Hairless Mouse. *Toxicol. Res.* 30:283-289.

第四章　保濕類化妝品功效評估

　　凡是加有保濕劑，增加皮膚水分、濕度的化妝品稱為保濕化妝品，該類化妝品具有修復表皮、增加表皮含水量（切確地說是增加角質細胞的含水量）的功能。保濕化妝品還有抗炎、抗細胞分裂和止癢作用。所以，保濕化妝品與眾不同，它可用於健康皮膚，防止發生皮膚病，還可用於治療皮膚病。

　　皮膚貯存水分占全身的 18%～20%，其餘的水分均勻地分布在肌肉、內臟和血液中。皮膚的水分主要貯存在真皮中，角質層含水量占表皮的 20%～35%。角質層的含水量對皮膚的感覺和外觀具有決定性的作用。當角質層含水量正常充足時，皮膚柔軟、光滑、細緻、富有彈性（**Bernard, 1992**）。例如，嬰兒皮膚中含水量高達 40%，因此嬰兒皮膚看起來非常稚嫩、水潤和富有彈性；婦女皮膚含水量比男性高，可達 20%。所以，女性皮膚看起來豐滿、亮麗；年輕人皮膚含水量比老年人高；老年人皮膚含水量不足 18%，看起來老年人皮膚乾燥、無華。一般認為要使皮膚光滑、柔潤和富有彈性，角質層的含水量應保持在 10%～20% 之間。然而由於年齡的增長和內外界環境的影響，皮膚的保濕機構受到損傷，皮膚組織細胞和細胞間的水分含量減少，致使細胞排列緊密，膠原蛋白失水硬化，當角質層的水分減少到 10% 以下時，皮膚顯得乾燥、失去彈性、柔潤性、起皺，表皮角質層中的水分含量、保水保濕一直是護膚化妝品主要的研究課題之一。

第一節　保濕原理

　　保濕是通過防止皮膚內水分的丟失和吸收外界環境的水分來達到皮膚內含有一定水分的目的。角質層是皮膚表皮的最外層，由約 30 μm 寬、0.8 μm 厚的扁平六角形的無生命活性的角原細胞組成，犬牙交錯，緊密相連，一般為 10～20 層細胞，厚度為 10～15 μm。角質層含有 65% 角蛋白、10% 可溶性蛋白、10% 可透析的物質（主要是胺基酸）、7.9% 脂質和 5% 細胞膜。角原細胞間隙在 20～2000 nm 之間，其間充滿著層狀結構的脂類物質。細胞膜及細胞間隙中的脂質成分，構成了防止水分流失的屏障，防止水分丟失。大多脂類為非極性物質，可以限制水分在細胞內外及細胞間流動。與皮膚屏障功能相關的脂質包括神經鞘脂、游離膽固醇和游離脂肪酸。在有活性的表皮中磷脂含量豐富。然而由基底層向角質層分化過程中，神經醯胺、膽固醇、脂肪酸的含量逐漸增高，脂質分布也發生了變化，顆粒層中脂質聚集於板層顆粒中，顆粒層細胞轉化為角質層細胞時，這些脂質被排出並填充於細胞間隙，形成了防止水分丟失的屏障。當各種原因所致脂類缺乏時，水分屏障作用減弱，**經表皮水分丟失（trans epidermal water loss, TEWL）**就會增多，出現皮膚乾燥脫屑。

　　角質層中細胞膜、細胞內容物及細胞間基質的結合水量，決定了角質層的含水量，也就是角質層的吸水能力，因此，角質層的吸水能力和屏障功能使其維持一定的水含量，具有一定的保水能力。

　　關於角質層的保濕結構，皮膚是角質層的細胞壁和脂肪中存在著**天然保濕因子（natural moisturizing factor, NMF）**的親水性物質及細胞脂質和皮脂等油性成分（包括游離脂肪酸、甘油三酯、二酯、單酯、游離膽固醇、膽固醇酯類、角鯊烯、烷烴和蠟類等），其中天然保濕因子占 30%、油性成分占 11%。這些油性成分與天然保濕因子相結合，或包圍天然保

濕因子防止其流出，對水分揮發具有適當的控制作用。此外，存在於眞皮內的黏多糖類也是具有保濕水分作用的重要成分（**Orentreich, 1986**）。

　　角質層中的細胞膜、細胞內容物及細胞間質的結合水量，決定角質的含水量，也就是角質層的吸水能力，而細胞及細胞間隙中脂質成分，則構成了防止水分流失的屏障。因此角質層的吸水能力和屏障功能使之維持一定的含水量，即有一定的保水能力。

　　天然保濕因子是人類皮膚的表皮內保持皮膚水分和健康的活性物質，它在 pH 值爲 4～6 的微酸性條件下，可以發揮其皮膚保濕和促進皮膚新陳代謝的作用，但在 pH 值爲 7 或是大於 7 的鹼性條件下，就會失去活性，喪失其保濕和促進皮膚新陳代謝的作用。所以，如果長期使用中性或鹼性肥皂洗臉，容易使皮膚脫水，失去彈性，過早出現皺紋，使皮膚出現老化狀態。

　　關於角質層的吸水能力和屏障功能還有表皮牆學說：表皮角質形成的細胞層層相疊，這種層層相疊的表皮細胞好比是磚，層層相疊的細胞間隙好比是灰漿，它們緻密的結合，使之非常牢固，嚴密無縫。它能防止眞皮內和表皮水分的逸出和丟失。保持正常皮膚的濕度，具有良好的皮膚屏障作用。

　　表皮的最上層有**雙層脂質（lipid bilayers）**，皮膚脂質組成如表 4-1 所示。角質形成細胞間的脂質中含有天然保濕因子（NMF）。NMF 存在於角質層內，是與水結合的一些低分子量物質的總稱，其中包括胺基酸、吡咯烷酮羧酸、乳酸鈉、尿素、氨、尿酸、葡萄胺、檸檬酸鹽、鈉、鉀、鈣、鎂、磷酸鹽、氯、糖、有機酸、胜肽類及其他未知物質，如表 4-2 所示。NMF 占角質層細胞基質的 10%，通過滲透壓吸引水分子，和 NMF 結合的水是角質層中較爲固定的一部分，含量變化較大的那部分，與角質層選擇性通透及脂質屏障有關，通透性又與角質細胞間脂質及板層結構的

完整性及特點相關（**Marty, 2002**）。

表 4-1　表面雙層脂質組成

組成	W/%	組成	W/%
二酸甘油酯	41.0	磷脂	25.0
三酸甘油酯	2.2	膽固醇	1.4
脂肪酸	16.4	膽固醇酯	2.1
角鯊烯	12.0		

表 4-2　天然保濕因子組成

組成	W/%	組成	W/%
胺基酸	40.0	鉀	4.0
吡咯烷酮羧酸（PCA）	12.0	磷酸鹽	0.5
乳酸鹽	12.0	鎂	1.5
尿素	7.0	氯化物	6.0
氨、尿酸、葡萄胺、肌酸	1.5	檸檬酸鹽	0.5
鈉	5.0	糖、有機鹽、胜肽等	8.5
鈣	1.5		

　　NMF 不僅具有使皮膚角質層中水分穩定的作用，還能使皮膚具有從空氣中吸收水分的能力。天然的角質與失去了 NMF 物質的角質之間吸濕能力的差異，如圖 4-1 所示，顯示角質層中的天然保濕因子在保濕、吸濕的作用是非常重要的。如果皮膚角質層缺少了天然保濕因子，使角質層喪失吸收水分的能力，皮膚就可能會出現乾燥甚至裂開的現象。這時就需要補充保濕性好的親水性物質，以維持皮膚角質層具有一定量的保濕性物質，進行天然保濕因子作用。這就是爲什麼在各種化妝品中添加保濕劑的原因。

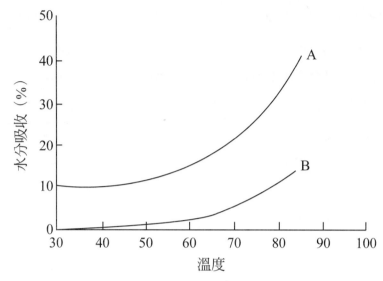

A：天然的角質；B：失去 NMF 的角度

圖 4-1　天然的角質與失去了 NMF 物質的角質之間吸濕能力比較

　　表皮屏障功能障礙會丟失大量水分。表皮屏障功能障礙是由內在性或外源性因素引起；例如外界各種刺激劑、致敏劑（例如過度的洗滌、過度地使用肥皂）、環境過乾燥等；內因如**異位性（atopy）**作用下使表皮細胞間的間質受到破壞，細胞與細胞間的黏接性喪失，表皮角質形成細胞排列紊亂、錯位等。真皮和表皮內的水分逸出丟失，稱經表皮失水（TEWL）。皮膚丟失水分後表皮細胞層次變薄，真皮內膠原纖維減少、排列紊亂，表皮、真皮均變薄，含水量減少。皮膚缺少水的滋潤，皮膚乾燥、萎縮，出現皮膚老化，缺乏彈性，出現皺紋，進而發生皮膚灰暗、色素沉著和發生各種老年疣。

　　一旦表皮屏障功能受損，TEWL 就會增加，而該信號傳至細胞間就激發了表皮重新濕潤的過程，TEWL 為 1% 時就可激發表皮屏障修復。表皮重新濕潤包括四個步驟：(1) 開始屏障修復；(2) 改變表皮水分分布；(3)

開始眞皮水分滲透至表皮；(4) 合成細胞間脂質（**Jackson, 1992**）。通過表皮屏障功能的修復，可使皮膚保濕功能恢復正常保持皮膚所含水分。

　　角質形成細胞的**更換時間**（**transit time**），即從基底細胞分裂、分化到角質細胞平均爲 52～75 天。當表皮屏障功能障礙，角質形成細胞的更換時間就會縮短，更換加快，甚至粗製濫造，出現角化不完全細胞，就會發生乾燥、鱗屑和龜裂。

第二節　保濕的途徑及對策

一、保濕的途徑

　　皮膚保濕的因素包括閉塞性因子和結合性因子，其中閉塞性因子是指皮脂膜或細胞間脂類有按照閉塞性保護水分的功能；結合性因子是指 NMF 成分有結合水分且可以保持角質細胞內或角質細胞間水分的功能。因此皮膚保濕劑的設計也應將這兩種功能融合在一起。皮膚保濕劑包括閉塞劑和吸濕劑，二者統稱爲皮膚保濕劑。閉塞劑可考慮使用羊毛脂、礦物油、凡士林、石蠟和十六醇等一些能在皮膚表面形成油膜的保護物質。形成的油膜能減少或防止角質層水分的損失，保證角質層從下層組織得到擴散的水分。選擇閉塞劑時應注意，雖然幾乎所有類型的油類都可以使粗糙的皮膚光滑，但只有那些能吸濕、在皮膚表面形成連續油膜的油脂才能使角質層恢復彈性。吸濕劑可仿照 NMF 的成分用聚乙烯吡咯烷酮、透明質酸和葡聚糖等親水性物質，增強角質層的吸水性和結合水的能力。

　　防止角質層缺水，整體而言有下列幾種方式：一種是在皮膚表面使用能與水強力結合的保水物質，使角質層保濕；另一種是使用水不溶的物質，在皮膚表面形成一層潤滑膜，產生封閉作用，防止水分蒸發，從而使角質層保持一定的含水量。在應用上，前者稱爲保濕劑，後者稱爲潤膚劑

或調理劑。對於因角質層吸水能力下降或屏障功能受損引起的角質層缺水，除了上述方法外，還要結合使用能修復和維持其吸水能力或屏障功能的物質，保證其結構完整性而具有正常的含水量。此類保濕方式稱為深層保濕，所用的物質稱為深層保濕劑。在應用中，護膚品通常同時結合使用上述幾種保濕物質，以達到最佳的保濕效果。

修復皮膚屏障功能最簡單的方法是外用保濕劑和保濕化妝品，保濕劑的原料相當豐富、劑型繁多。可以用動物油、植物油、礦物油、人工合成油和各種蠟；可以配製成潤膚水、潤膚霜、潤膚膏、潤膚浴油、潤膚皂、潤膚洗劑和潤膚凝膠。用水包油（O/W）的霜劑，油包水（W／O）的膏劑和不含水的脂肪軟膏，臨床效果顯著，塗抹之後就能覆蓋在表皮上形成一層油，把水分趕回表皮中，立即糾正乾燥、脫屑、龜裂和皺裂。但它不是從根本修復表皮屏障功能，而只是把水分擋住，不讓逸出。

二、保濕的對策

保濕的對策就是使用保濕劑來達到在皮膚表面使用能與水強力結合的保水物質，使角質層保濕或是在皮膚表面形成一層潤滑膜，產生封閉作用，防止水分蒸發，從而使角質層保持一定含水量的目的。

保濕劑是指對皮膚、毛髮、唇部等部位產生滋潤、柔軟、保濕作用或本身具有水分保留的作用，使化妝品在貯存與使用時能保持一定濕度，有助於保持體系的穩定性的一類物質。保濕劑的分類上，按保濕劑作用可分為：親水性物質和親油性物質兩大類。按保濕劑的化學結構分類則是：脂肪醇類、脂肪酸及其鹽類、脂肪酸酯類、天然的保濕因子成分及尿囊素等。

(一)親水性物質

是指能增強皮膚角質層的吸水性，易與水分子結合而達到保濕作用的物質。這些親水性物質多為天然保濕因數的組成成分，分子結構特徵是具有極性基團，保濕作用極強。代表性物質為：各種脂肪醇類、胺基酸及其鹽類、乳酸及其鹽類、吡咯烷酮酸及其鹽類、尿素及其衍生物等。

(二)親油性物質

是指能夠在皮膚表面上形成油膜狀的保護性物質。形成的油膜能減少或防止角質層中水分的損失，保護角質層下面水分的擴散並在皮膚表面上可以形成連續油膜的油脂，可以使角質層恢復彈性，使皮膚變得光滑。而恢復了彈性的皮膚角質層也可以從下層組織中得到水分，同時可以防止水分的損失。

代表性物質分類如下：

- **蠟脂**：羊毛脂、鯨蠟、蜂蠟等。
- **脂肪醇**：月桂醇、鯨蠟醇、油醇和脂蠟醇等。
- **類固醇**：膽固醇和其他羊毛脂醇等。
- **多元醇酯**：乙二醇、二甘醇、丙二醇、甘油（丙三醇）、聚乙二醇、山梨醇、甘露醇、第三基戊四醇、聚氧乙烯山梨醇等的單脂肪酸和雙脂肪酸酯等。
- **三甘油酯**：各種動、植物油脂。磷脂：卵磷脂和腦磷脂。
- **脂肪醇醚**：鯨蠟醇、脂蠟醇和油醇等的環氧乙烷加成物。
- **烷基脂肪酸酯**：脂肪酸的甲酯、異丙酯和丁酯等。
- **烷烴類油和蠟**：液狀石蠟（礦物油）、凡士林和石蠟等。

- ■ **親水性羊毛脂衍生物**：聚氧乙烯山梨醇羊毛脂以及聚氧乙烯羊毛脂衍生物。
- ■ **親水性蜂蠟衍生物**：聚氧乙烯山梨醇蜂蠟。
- ■ **矽酮油**：二甲基聚矽氧烷和甲基苯基聚矽氧烷。

第三節　保濕類化妝品的功效評估

　　保濕產品能增加皮膚表面的柔軟性和平滑性，並延長這種效果的持續時間。這是因爲角質層從產品中吸收水分的保留作用和即刻的水合作用，補充皮膚表面水分的散失，使皮膚減少受外界環境的影響，增加皮膚表面的柔軟性和平滑性。保濕產品的基本組成爲水、保濕劑和油分。水直接使角質層柔軟，保濕劑能夠有效地保留水分，抑制乾燥後的硬化，油分能延長水和保濕劑的保留和柔軟效果。保濕性是護膚化妝品最基本的功能，評價化妝品對皮膚的保濕效果，實際上就是測試化妝品對皮膚水分的保持作用。一般評估皮膚的對水分的保持能力，可以從 (1) 皮膚表面的含水量及 (2) 水分從角質層散發的速率，這兩個層面進行評估。

一、表皮表面水分量檢測

　　水在角質層物理的特性上，占有重要角色。角質層水分值，可評估局部塗抹的化妝品對水分產生的影響加以評量（**Wickett Wickett et al., 1995**）；對皮膚生理的了解，以及研發皮膚保養有效的配方，也關係密切。乾性和水分良好的皮膚導電度可相差四倍；在障壁功能受損的皮膚，角質細胞的凝水力變差，既使補充了大量的水分，還是會流失殆盡。更甚的是，在水分流失的過程當中，會帶走肌膚原有的水分。長期角質層缺水會使肌膚產生小細紋，接著就是老化的皺紋產生。所以，保濕不能只補充肌膚水分，還需補充油脂修護角質層，才能使肌膚呈現健康狀態，恢復障

壁功能，補充的水分不流失，才能達到全面防禦的功能。目前國內外測表皮含水量的方法很多，主要包括皮膚的電學特性、光學特性等。以下介紹經常使用的幾種方法，並舉一操作爲例。

(一)利用表皮上層電學特性測量含水量的原理

人體組織的**電容（capacitance）**與**電導（Conductance）**特性與水的含量有關。當以**電磁場（Electromagnetic Field）**穿透皮膚測量時，最上層主要是電容，較深層則是電導。因爲水的介質常數（dielectric constant）遠高於角質層的固體部分，故角質層的介質常數端賴水的含量而定。常用於測量表皮上層水分的技術，是測量皮膚表面的阻抗（Z，單位是歐姆 Ω），而求得皮膚表面的含水量（**Tregar et al., 1965**）。阻抗是電壓相對於電流的比，其值依賴於電阻（R，單位是歐姆 Ω）及電容（C，單位是 F 或 pF），公式如下：

$$Z = [R^2 + (1/2\pi fC)^2]^{1/2}$$

f 是交流電的頻率，單位是 Hz。

測量方法是使用一電極片，置於電極與皮膚之間，可測得角質層的水含量。根據 Fluhr 等文獻（**Fluhr et al, 1999**），一般商業化檢測皮膚保濕能力的儀器如圖 4-2 所示。

1. 皮膚表面的濕度計（Skin Surface Hygrometer, IBS, Company, Hamam, Atau）：儀器使用 3.5 MHz 的頻率及自動化的設計（Masuda et al., 1980），可測皮膚的電導與電容，電極與皮膚表面接觸後，3 秒鐘即可測得皮膚表面的含水量。

2. Corneometer® CM825：儀器使用 40～75 Hz 的頻率設計，測量電極板的面積爲 0.64 cm²，與皮膚接觸壓力固定爲 1～6 N/m²，電場存在

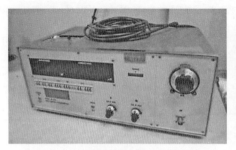
IBS-355

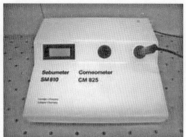
Corneometer® CM825

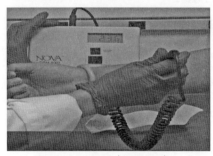
DPM® 9003（NOVA）

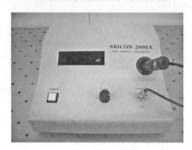
Skincon® 200

圖 4-2　皮膚含水量檢測儀

上表皮，且以介電常數函數表現於測量電極，而皮膚的電容也表現於此電極上，度量所用的單位以 a.u.（arbitrary units）表達，測量範圍從 0 到 120 a.u.，這些值相對於上表皮的含水量，測量的深度約為 60～100 μm，值落於 30～40 a.u. 為乾性皮膚，在 120 a.u. 以上為高含水量皮膚（**Loden et al., 1992**）。

3. DPM® 9003（NOVA）（Gabard and Treffel, 1994）：只有口袋大，頻率為 1 MHz，電極的表面積為 0～98 cm²，以一固定壓力 0.6 N/m² 施於所測皮膚位置，檢測原理是測量皮膚的電容，而以阻抗表示，單位以 Arbitrary Capacitance Reactance Units 來表示，範圍從 90～999 DPM 儀器的單位，來表示皮膚的含水量多寡，以 90～100 單位代表乾性皮膚，110～350 單位代表含足夠水分的皮膚。

4. Skincon® 200：爲單一頻率，測量皮膚電導，電極面積爲 0.28 cm^2，測量皮膚的深度爲 20 μm，接觸於皮膚 3 秒後，自動顯示皮膚的導電度單位爲 μ.S.（μ Siemens），一般以 10～15 μ.S. 爲非常乾皮膚，大於 500 μ.S. 則爲含足夠水量的皮膚。

(二)利用光學的方法檢測含水量的原理

1. 紅外線光譜法（Infrared Spectroscopy）（Lucassen et al., 1998）： 用水分子在紅外光（400～650 μm）波段吸收，可直接反應其皮膚上表層的含水量。皮膚表面的含水 Reflection 的光學路徑設計，然後將其吸收光譜經傅立葉方程式轉換成 FTIR 光譜，所增加吸收帶的強度，是相對於皮膚表面含水量。

2. 光熱放射光譜（Optico-Thermal Emission Spectroscopy）（Bindra et al., 1995）：紅外光熱放射光譜，是一種無傷害性，檢測皮膚含水量的技術，原理爲強紅外雷射光波照射皮膚表面後，將上表皮層的水熱散發掉，進而分析紅外線吸收帶所得的水分，目前此法，是以熱放射降解曲線來分析，並採用 a.u. 來表示水分之含量指標。

(三)影響測量皮膚含水量的因子

表皮的電容值，除受到潮濕和環境溫度的影響外，不同身體部位間的變異亦可見及。一般而言，成年人前額、足底和手掌電容值最高，小腿最低；男女性別間，成年的女性在某些皮膚區域較高，男女嬰兒則無性別差異。嬰兒電容值高於成年人，這與組織解剖特性有關（如表 4-2）。

表 4-2　影響皮膚表皮水分及其測量的因素

因素	影響水準	影響特徵*
內在因素（與個體因素有關）		
位置	有差異	前額、手掌＞腹部、大腿、下肢
性別	無影響	
年齡	低	除胎兒（＜30週）、老人外影響少
種族	低	黑、白種、西班牙語系人種間，有些不同
左、右側前臂	無影響	
晝夜節律性	低—中等	有部位特異性，不同部位有不同節律
出汗	低—中等	出汗速率增加，汗 pH 值增加
皮膚溫度	很低	+ 0.0023 pH/℃
皮膚上的皮脂	中等	依皮脂量，不同位置，量不等，不能相比
外在因素（與環境因素有關）		
環境溫度	高	建議空調溫度約 20～22℃下測量
周圍相對濕度	高	建議空調相對濕度約 40% 下測量
季節	低	有爭論，可能因不同生活或衛生習慣
實驗因素（儀器設備）		
品牌不同	有差異	DPM、Skicon 讀值高於 Corneometer；前兩種適合評估相當高含水量的等級的皮膚，corneometer 評估相當乾的皮膚

*：資料引自 Rodrigues et al., 2003; Hashimoto-Kumasaka et al., 1993。

(四)利用高頻電導度裝置測定皮膚角質層水分含量的方法

1. 測試原理：皮膚角質層含有水分外，還有鹽類、胺基酸等電解質。一般純水不導電，但由於角質層內含有電解質，因而呈現出與水分含量相應的電流。用直流電測試容易引起電極表面電子積聚，而使電流變得難以流動，若使用交流電則不會發生這種現象，只需測定導電度與電容。

電導法和實測角質層水分含量的相關係數高達 0.99，可以非常靈敏地測定角質層的水分含量。

2. 儀器：採用 3.5 MHz 的 SKICON-200 型高頻電導測定儀器。

3. 操作方法：用一定力將測定用電極置於被測定部位皮膚表面，從另一電極流過高頻電流，經角質層進入皮膚組織中，再經角質層流回另一電極。主要的電阻來自角質層，特別是最乾燥的表層部分。測定回路的總電導作為水分含量，數次電導數值的平均值即為皮角質層的水分含量。

4. 測試條件：角質層含水的狀態與角質層的特性、部位、測試季節、環境的溫度、濕度、人出汗等都有影響，一般要求溫度在 20 或 25℃、相對濕度為 40%～60% 的條件下，被測試者最少提前 30 分鐘進入測試環境中安靜待測，在測定前 10 分鐘將測試部位暴露出，最好選擇人的前臂測試。

化妝品可以保持皮膚表面的水分，使皮膚表面滋潤，可增加皮膚表面的電導，測試的電導值高則表示皮膚角質層水分含量高。測定人表面皮膚使用化妝品後的電導率，與未使用化妝品之前的電導率進行比較，即可測定化妝品的保濕效果，進行化妝品保濕性能的評價。可使用不同化妝品後測得電導值進行比較，還可以進行同種化妝品長期使用效果測試。

使用電導還可以進行角質層水負荷試驗，測試皮膚角質層的吸水能力和水分保持能力。將水滴置於皮膚表面，人為製造 100% 相對濕度的環境，測試到很高的電導值即角質層水分的遽增可以得到角質層的吸水能力；擦去水滴，讓皮膚從 100% 相對濕度環境回復到原有的低濕度環境，測試到電導值快速降低後平緩下降，為角質層水分保持能力。

二、水分從角質層散發的速率

角質層扮演皮膚天然障壁，防止外來物的經皮入侵外，也防止內部分子的向外散失，最主要的是防止深層表皮的水分散失，這是陸地生物演化成功重要的因素。角質層的結構特殊，不同於一般胞器的胞膜結構，可調節水分由含量較高的表皮深層，流動至水分很低的角質層上層。角質層水含量和水流量是二個不同的變數，水濃度和流動量和 Fick's 定律有關：**J＝Km×DX×dc/dx**，意指水的流量（J，$mol/s\ cm^2$）等於分配係數（Km）和擴散係數（D，cm^2/s）的乘積，再乘上，經過此角質層厚度（X，cm）的水含量變化（C，mol/cm^3）dc/dx，也可稱之為水濃度的梯差，如果 D 和 Km 知道，流量（J）就可由任何位置（X）的濃度計算出來，因此測量 TEWL 也就是檢測從皮膚深層至外界環境間的水蒸氣梯差。

(一)經皮水分散射儀（TEWL）的原理

TEWL 的測量（**Wickett Wickett et al., 1995**），是屬非侵入性的方法。在人體的皮膚上，直接測量的 TEWL 值，可被用來監視角質層的障礙功能。健全的皮膚，TEW 值通常比慢性皮膚病或受傷的皮膚低；有些皮膚病，TEWL 值增加，而增加量與損傷程度有關，當障壁功能恢復時，TEWL 值隨之就降低。皮膚機械性的障壁功能損傷也會造成 TEWL 值的改變，包括清潔劑、有機溶劑、皮膚膠帶剝離術等。目前，測量 TEWL 值的方法，為非侵入性，且在人體的皮膚上，具良好的客觀性（**Berardesca and Maibach, 1990**）；常被用來評估角質層的完整性，以及間接地測量皮膚障壁的功能，因此已廣泛地被應用於評估化妝品配方的有效性和安全性、皮膚保濕狀況、和皮膚的修復等（**de Paepe et al., 2000**）。因此監視 TEWL 值的差異，可用來評估皮膚美容與照護的效果，對於評估皮膚學上的疾病治療，和預防策略的成效，也都很有助益

（**Wilson et al., 1988**）。

TEWL 值檢測儀器種類，依方法分兩種：

1. 封閉式（closed chamber method）：屬於較早期的方法，原理是測量與皮膚接觸的探頭小腔室內，針對不同變項的差異，包括受潮鹽分的重量差，或乾燥氮氣流過後的熱傳導的改變或紅外線吸收值的改變，以及皮膚電子特性的變化；這些都屬封閉性的測量，本質上，已干擾了近皮膚表面的微氣候（microclimax），所以會有不等程度地影響 TEWL。

2. 開放式（open chamber method）：是目前的主流儀器所採用的方法，測量與皮膚接觸的探頭小腔室內水蒸氣蒸發的梯差。

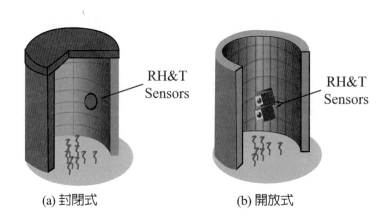

RH&T
Sensors

RH&T
Sensors

(a) 封閉式　　　　　　　　　(b) 開放式

圖 4-3　　經皮水分散發儀的探針頭設計圖

　　近年來，科學文獻上常被引述用來測 TEWL 的儀器有兩型：**Evaporimeter** 與 **Tewameter**。兩型儀器的原理，都是基於開放性小腔室中，水蒸氣的蒸發壓梯差的測量；設計上是在垂直於皮膚的開放性探頭中，於不同高度放置兩組探測計，每組含**濕度感測計（hygrosensor）**及**溫度感測計（thermistor）**各一，經測量上下兩組的局部相對濕度和溫

度，計算出水蒸氣壓，再相較得到水蒸氣壓梯差。此值反映出測量位置間的水分流失的速率，以每小時每平方公尺多少克（g/m² h）的單位量化出來。此兩種不同型儀器相較的文獻顯示 Tewameter 值較 Evaporimeter 高，這是由於計算的方法不同，因此與說真正的絕對值，不如說是相對的值，來得恰當。

(二)影響測量TEWL的因子

TEWL 值在性別上沒有差別，年齡而言則老年人較低。黑、白人種溫度都會使探頭溫度增加，因此需在有空調的房間，或先加熱探頭至預定溫度 30℃。活動、熱、或情緒所造成的流汗都是需控制的因素。因此，受試者應先在 20～22℃空調房間待 15～30 分鐘，同時身體活動減至最低；但是**無感覺的出汗（insensible perspiration）**，還是無法加以控制的。TEWL 值的波動，傍晚及晚上的測量值高於早上，主要可能受到溫度的影響。對大部分皮膚區域而言，存在著重要的個體間的變異，也受到所使用的檢測儀器影響。解剖位置上，TEWL 值因身體不同部位而異，大致而言，高低順序如下：手掌＞足底＞前額＝耳後皮膚＝指甲＝手背＞前臂＝上臂＝大腿＝胸部＝腹部＝背部，顯示 TEWL 值易受到富含小汗腺的水分蒸發和角質層細胞大小的影響。一般研究或測量的位置是前臂屈側，然而，不同的區塊也有差異。文獻顯示前額的部分位置、手掌與手腕區，個體間的變異較小（如表 4-3）。

表 4-3 影響經皮水分流失及其測量因素

因素	影響水準	影響特徵*
内在因素（與個體因素有關）		
位置	高	手掌＞足底＞前額＝指甲＝手背＞前臂＝上臂＝大腿＝胸＝腹＝背
性別	無影響	
年齡	除早產兒、初生兒、老人外無影響	4 週～60 歲，TWEL 基準值；早產兒是增加；初生兒、老人是減少
種族	低	皮膚顏色越深，TEWL 值較低
個體內變異性、個體間變異性	不等	個體間變異性＞各體內變異性
晝夜節律性	低—中等	有部位特異性，不同部位有不同節律
出汗	高	空調溫度約 20℃ 下，休息 15～30 分鐘才測量
皮膚溫度（血管效應）	高	室溫 20～22℃ 下，皮膚表面溫度 28～32℃，則影響小
外在因素（與環境因素有關）		
周圍空氣對流	高	儀器分封閉式、開放式兩種
環境溫度	高	建議空調溫度約 20～22℃ 下測量
周圍空氣相對濕度	高	建議空調相對濕度約 40% 下測量
直接光源	低—中等	測量時避免直接光源下或窗邊日光直照
晝夜變異	無影響—低	主要因體溫造成白天高些晚上降
季節變異	低	主要因室溫、相對濕度，有季節性差異
實驗因素（儀器設備）		

因素	影響水準	影響特徵*
探頭濕度		測量後，待 2～4 分鐘，儀器歸零後再測量
探頭溫度		測量的皮膚表面，操作者的手皆會使探頭溫度加溫，避免直接手握探頭
探頭接觸的皮膚平面		平放避免探頭移動
探頭接觸皮膚的壓力		維持恆定的輕壓，使皮膚與感測器距離固定
不準確與干擾	有差異	當水分蒸發速率 > 95 g/m² h 時，測試值低估

*：資料引自 Pinnagoda et al., 1989a; 1989b; Proksch and Brasch, 1997。

(三)皮膚水分散失測試儀器測定水分經皮膚散失量的方法

1. 測試原理：除了出汗外，人體表皮的水分經皮膚散失（TEWL）是一直在不間斷進行的。角質層以外的表皮組成在組織內充滿水分，呈飽和狀態，但其保持水分的能力較弱。而角質層起屏障作用將生物體與外界隔開，保持住水分不流失卻又有通透作用。TEWL 值不能直接表示角質層水分含量，而是表示角質層水分散失的情況，說明角質層屏障的功能，是評價角質層狀態的重要參數。原理為使用特殊設計的兩端開放的圓柱形腔體測量探頭在皮膚表面形成相對穩定的測試小環境，通過兩組溫度、濕度傳感器測定靠近表皮（1 公分以內）由角質層水分散失形成的在不同兩點的水蒸氣壓梯度，直接測出經表皮蒸發的水分量。

2. 儀器：採用 TM210 Tewameter（皮膚水分散失測試儀器）。

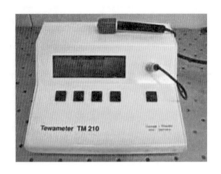

圖 4-4 皮膚水分經皮分散失儀（TM210 Tewameter）

資料來源：克達有限公司

3. 測試方法：選擇好測試時間，將筒狀探頭垂直置於被測皮膚上 15 秒，測定值穩定後才可讀取數值，儀器自動採集 TEWL 數據，並按時間順序顯示出來，成為一條 TEWL 數值與時間曲線。儀器可自動顯示皮膚水分流失 TWEL 數值、曲線、平均值和標準偏差。可取數次不同測定時間的數值的平均值為最終結果。

4. 測試條件：被測試者的身體狀況、皮膚角質層的特性、部位、測試季節、環境的溫度、濕度等都會影響角質層水分的自動蒸發散失。因此要求被測試者的身體狀況正常，一般要求溫度在 20 或 25℃，相對濕度為 40%～60% 的條件下，環境避免空氣流動，被測試者最少提前 30 分鐘進入測試環境中安靜待測，測試時全身放鬆，最好採取平躺的姿勢。

測得 TEWL 值高表示經皮膚散失的水分多，角質層的屏障效果不好。使用化妝品後，TEWL 值應該明顯降低，差值愈大，說明化妝品保濕效果愈好，使用化妝品後使角質層的屏障作用明顯增強。可以進行不同化妝品保濕性能的比較，還可以進行長時間皮膚水分散失情況的監測。

習題

1. 請說明皮膚保濕機制為何？

2. 皮膚保濕的對策為何？

3. 請舉一個評估保濕功效的方法。

參考文獻

1. Bernard I. 1992. Dry skin-moisturizing and emolliency. *Cosmetics Toiletries* 107:69-78.

2. Orentreich N. 1986. Skin moisturizing compositions. EP180559.

3. Marty J P. 2002. NMF and cosmetology of cutaneous hydration. *Ann. Dermatol. Venereol.* 129:131-136.

4. Jackson E M. 1992. Moisturizers: What's in them? How do they work? *Am. J. Contact. Dermat.* 3:162-168.

5. Loden M, Olsson H, Axell T, and Linde Y W. 1992. Friction, capacitance and transepidermal water loss（TEWL）in dry atopic and normal skin. *Br. J. Dermatol.* 126: 137-41.

6. Lucassen G W, van Veen G N A, and Jansen J A J. 1998. Band analysis of hydrated human skin stratum corneum ATR-FTIR spectra in vivo. *J. Biomed. Optics.* 3:267.

7. Bindra R M S, Imhof R E, Andrew J J, Cummins P G, and Eccleston G M. 1995. Opto-thermal measurement for the non-invasive non occlusive monitoring of in vivo skin conditions. *Int. J. Comset. Sci.* 17:105.

8. Tregear R T. 1965. Physical functions of skin. Academic Press, London, p53.

9. Masuda K, Nishikawa M, and Ichijo B. 1980. New methods pf measuring

capacitance and resistance of very high loss materials at high frequencies. *IEEE Trans. Instrum.* Meas-29, 28.

10. Gabard B, and Treffel P. 1994. Hardware and measuring principle: the Nova DPM 9003, Bioengineering and the skin: water ans stratum corneum. CRC Press, Boca Raton, p177.

11. Instruction manuel of the Nova DPM 9003, 1998. Portsmouth, USA.

12. Instruction manuel of the skin surface hygrometer, Skicon-200, 1998. IBS, Co.

13. Fluhr J W, Lazzerini S, Distante F, Gloor M, and Berardesca E. 1999. Effects of prolonged occlusion on stratum corneum barrier function and water holding capacity. *Skin Pharmacol. Appl. Skin Physiol.* 12: 193-8.

14. Wickett R R, Nath V, Tanaka R, and Hoath S B. 1995. Use of continuous electrical capacitance and transepidermal water loss measurements for assessing barrier function in neonatal rat skin. *Skin Pharmacol.* 8: 179-85.

15. Berardesca E, and Maibach H I. 1990. Transepidermal water loss and skin surface hydration in the non invasive assessment of stratum corneum function. *Derm Beruf Umwelt.* 38: 50-3.

16. de Paepe K, Derde M P, Roseeuw D, and Rogiers V. 2000. Claim substantiation and efficiency of hydrating body lotions and protective creams. Contact Dermatitis. 42: 227-34.

17. Wilson D, Berardesca E, and Maibach H I. 1988. In vitro transepidermal water loss: differences between black and white human skin. *Br J Dermatol.* 119: 647-52.

18. Rodrigues L M, Pinto P C, and Pereira L M. 2003. Quantitative description of human skin water dynamics by a disposition-decomposition analysis (DDA) of trans-epidermal water loss and epidermal capacitance. *Skin Res. Technol.* 9:

24-30.

19.Hashimoto-Kumasaka K, Takahashi K, and Tagami H. 1993. Electrical measurement of the water content of the stratum corneum in vivo and in vitro under various conditions: comparison between skin surface hygrometer and corneometer in evaluation of the skin surface hydration state. *Acta. Derm. Venereol.* 73: 335-9.

20.Pinnagoda J, Tupker R A, Coenraads P J, and Nater J P. 1989 a. Transepidermal water loss with and without sweat gland inactivation. *Contact Dermatitis.* 21:16-22.

21.Pinnagoda J, Tupker R A, Coenraads P J, and Nater J P. 1989 b. Prediction of susceptibility to an irritant response by transepidermal water loss. *Contact Dermatitis.* 20: 341-346.

22.Proksch E, and Brasch J. 1997. Influence of epidermal permeability barrierdisruption and Langerhans' cell density on allergic contact dermatitis. *Acta. Derm. Venereol.* 77: 102-4.

第五章　抗粉刺化妝品

　　粉刺（comedone） 又稱酒刺、暗瘡，醫學上稱為**痤瘡（acne）**，是一種遺傳、內分泌、感染及免疫異常等多因素有關的毛囊、皮脂腺慢性炎症皮膚病，中醫稱為**「肺風粉刺」**。粉刺主要發生於 15～30 歲青年男女，故俗稱**「青春痘」**。隨著年齡增長，約 30～35 歲大部分人可以自癒。該症主要發生於面部，尤其是前額、臉頰部，其次是胸部、肩部及背部，多對稱分布，常伴隨皮脂溢出，形成粉刺、丘疹、膿疱、結節、囊腫，部分遺有瘢痕。

　　粉刺分為白頭和黑頭兩種。白頭粉刺，表現為白色或淡紅色，針頭太小，很難看到開口。黑頭粉刺，針頭大，中央有明顯擴大的毛孔，皮脂栓阻塞於毛囊口，氧化而成為黑色，易擠出白色脂栓。

　　青春痘的種類，主要有發炎和未發炎兩種。未發炎的通常有黑頭粉刺、白頭粉刺及丘疹；發炎通常是因為粉刺或丘疹，受感染而引起化膿性炎症。黑頭在表皮有小突起，開口處因氧化的關係而產生黑點，對它施力，則會擠出黃白色乳狀或粒狀物。一般黑頭粉刺在做過清除後，敷上消炎面膜即會痊癒。白頭粉刺在表皮無開口，因此不好去除。若硬擠，會將粉刺會往皮膚裡層推，導致毛囊受傷，癒後會產生凹洞。

第一節　痤瘡發病機制

　　係指多種因素綜合作用所致的毛囊皮脂腺疾病，它的病因及發病機制

目前可以區分成四個方面：(1) 在雄性激素作用下，皮脂腺的分泌增加，皮膚油膩。(2) 毛囊漏斗部角質細胞過度角質化，互相黏連，使開口處堵塞。(3) 毛囊皮脂腺內**痤瘡丙酸桿菌（*propionibacteriums acnes*）**大量繁殖，產生脂肪酶分解皮脂。(4) 在炎性介質和細胞因子的作用下導致炎症，進而化膿，破壞毛囊皮脂腺。

一、皮脂腺分泌過多

痤瘡患者多伴有皮脂溢出，根據流行病學調查發現，痤瘡患者中油性皮膚占 59.1%，混合性皮膚占 31.9%，中性皮膚占 6.5%，乾性皮膚占 2.5%。油性皮膚與其他類型皮膚相比，痤瘡的程度都很嚴重，有顯著差異。

痤瘡患者皮脂分泌增加原因：(1) 腦下垂體作用異常。(2) 性腺合成的雄性激素增加。(3) 雄性激素在外周血痤瘡中代謝的時間延長。(4) 標靶器官的雄性激素受體數量增加和受體的高反應性。

多數痤瘡患者循環中的雄性激素並不高，只是標靶器官對雄性激素比較敏感。在臨床上，痤瘡偏好發生於面部，但不是所有的毛囊皮脂腺均受累，並且分布不對稱，痤瘡聚集的區域和沒有痤瘡的區域相比鄰。部分痤瘡患者有腦下垂體異常或循環中雄性激素增加，這些患者往往年齡偏大，通常伴有其他內分泌問題，例如月經週期不規律、女性患者有男性化表現，例如多毛等。除了皮脂分泌量和痤瘡有關，皮脂的組成和痤瘡有很大的關係。皮脂中的角鯊烯和氧化角鯊烯有很強的導致粉刺的作用。必需脂肪酸，例如亞油酸的相對缺乏，也會加重毛囊皮脂腺導管的角化過度。部分脂肪酸，例如油酸有促進痤瘡丙酸桿菌增殖的作用。

二、毛囊皮脂腺導管角化過度

　　毛囊皮脂腺導管角化過度是痤瘡發生的關鍵因素，主要發生在毛囊漏斗的真皮部，在小的皮脂腺導管內也會發生類似變化。表現為角質層細胞互相黏連，不容易分開，不能正常地脫落，隨後角質細胞團塊使毛囊皮脂腺導管堵塞、擴張，形成微粉刺。從透射電子顯微鏡中，發現痤瘡患者的角質細胞內張力細絲和橋粒的數量增多，大量堆積，通過橋粒的作用，角質細胞間緊密地連接在一起。從掃瞄電子顯微鏡中，發現導管中心的角質細胞相互糾纏、變形、排列紊亂，這種解剖學的缺陷使微生物和皮脂非常容易在裡面沉積及難以排出。

　　毛囊皮脂腺導管角化過度的原因如下：(1) 毛囊口對雄性激素高敏感的角質形成細胞數目增多，在雄性激素的刺激下過度增生、角化。研究發現 I 型 5α-還原酶在毛囊角質形成細胞中的活性大於表皮角質形成細胞，因此毛囊內角質形成細胞具有更強的代謝雄性激素的能力。(2) 皮脂成分改變，如角鯊烯/氧化角鯊烯的含量高，油酸/氧化油酸增加，亞油酸和維生素 A 的濃度相對降低等，可以導致角化過度。此外，缺乏類固醇硫酸鹽酶，也會引起角化過度。(3) 痤瘡丙酸桿菌產生的游離脂肪酸可導致毛囊皮脂腺導管角化過度。(4) 細胞因子 IL-1α 可以導致毛囊皮脂腺導管過度角化。(5) 長期在溫暖潮濕的環境中，毛囊皮脂腺導管的上皮細胞含水量增加，體積增大，也容易導致急性阻塞，比如說在廚房工作的人容易患得痤瘡。

三、痤瘡丙酸桿菌的過度增殖

　　痤瘡丙酸桿菌是毛囊皮脂腺內一種革蘭氏陽性厭氧菌，喜歡在皮脂豐富的環境中繁殖，以皮脂特別是三酸甘油酯作為營養，生長還需要胺基

酸、生物素、煙酸和維生素 B_1。氧分壓和 pH 值對痤瘡丙酸桿菌的繁殖及酶的產生有很重要的影響，在皮膚表面偏酸的環境中（pH = 5～6.5）最適生長，分泌活性也相對穩定。在兒童期痤瘡丙酸桿菌的數量很少，青春期後由於皮脂的量增加，痤瘡丙酸桿菌大量繁殖。痤瘡丙酸桿菌能產生脂質酶、蛋白酶、透明質酸酶及炎性因子。其中，脂質酶能將毛囊漏斗中的三酸甘油酯代謝成游離脂肪酸，產生刺激作用。此外，痤瘡丙酸桿菌本身還可以當作一抗原，引起免疫反應，繼而發生炎症。

四、免疫反應

炎症性痤瘡早期，角質形成細胞和痤瘡丙酸桿菌釋放前發炎因子，主要是 IL-1，導致血管黏附因子（V-cam、E-selectin）的表現向上調節，吸引非抗原依賴性 CD^+4T 淋巴細胞在受累皮脂腺導管周圍及附近的血管中浸潤。毛囊皮脂腺導管壁是完整的。隨著導管壁被破壞，導管內的角質、細菌和皮脂釋放到真皮中，趨化大量的嗜中性粒細胞。同時，痤瘡丙酸桿菌做為一種抗原，被中性粒細胞吞噬，後者釋放溶酶體中的水解酶，造成組織損傷，加劇炎症反應。在晚期的炎症反應中，浸潤細胞主要是淋巴細胞組織細胞和部分巨噬細胞。炎症的程度取決於導管壁被破壞程度和導管內物質的釋放情況。痤瘡中深在囊腫的產生機制類似異物肉芽腫，由於角質形成細胞和細菌的刺激引起局部肉芽腫樣反應。因此，囊腫型痤瘡多數和患者的免疫反應有關。

五、其他導致痤瘡的因素

(一)遺傳

痤瘡的發病和遺傳有關，同卵雙生的雙胞胎皮脂分泌率、粉刺數目相類似，但炎症皮損的程度不同，顯示炎症的嚴重程度可能與痤瘡丙酸桿

菌的增殖等因素有關，而不是單純的遺傳因素。不同種族中痤瘡發病情況不同，歐美的發病率高於非洲和亞洲，這與雄性激素依賴性脫髮的發病類似，顯示與雄性激素表現的基因有一定關係。

(二)飲食

菸、酒及辛辣食物的刺激，食入過多的糖、脂肪、藥物性雄性激素，不良睡眠等則加重或促進粉刺形成。

(三)紫外線

可以影響痤瘡的程度，雖然它可以殺滅部分痤瘡丙酸桿菌，並通過膚色變深掩蓋原有的痤瘡和瘢痕。但紫外線可以導致表皮增殖和過度角化，從而加重毛囊皮脂腺導管的過度角化，同時 UVA 可以使角鯊烯氧化，這種產物有很強的導致粉刺能力。因此，紫外線會加重痤瘡。

(四)月經週期

70% 女性患者反映痤瘡在月經前加重，但這些女性中，多數人的月經週期和激素表現量正常。對於同時有皮脂腺溢出、痤瘡、多毛和脫髮的女性患者（SAHA），可能有月經週期的異常，應該檢查內分泌和激素表現，看看卵巢、腎上腺及腦下垂體是否有疾病。

(五)季節

在悶熱潮濕的夏季，痤瘡往往加重，由於毛囊皮脂腺導管上皮細胞含水量增加，體積增大，導致急性阻塞。

第二節　防痤瘡對策及途徑

治療或防止痤瘡的原理為去脂、溶角栓、殺菌、消炎。並非所有治療痤瘡的藥物都適合於功效化妝品。輕度痤瘡僅用外用藥物治療，通常都能

取得較好的療效，這是功效化妝品的作用。但中度和重度的痤瘡，則需要諮詢專業醫師及治療。

一、痤瘡的分級

痤瘡可依據皮損的輕重程度來分級，有利於治療和評價療效。在此介紹三個痤瘡分級方式。

(一) Pillsbury的四級分級法

可以分成輕度 I 級、中度 II 級、中度 III 級和重度 IV 級等四級分類，且爲國內外皮膚科醫師較爲廣泛此採用（如圖 5-1 所示）。

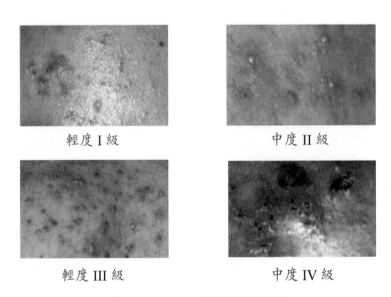

輕度 I 級　　　　　　　　　　中度 II 級

輕度 III 級　　　　　　　　　中度 IV 級

圖 5-1　Pillsbury 的四級分級法

輕度 I 級：以粉刺爲主，少量丘疹、膿疱，總皮損數小於 30 個。

中度 II 級：粉刺和中等量丘疹、膿疱，總皮損數 31～50 個。

中度 III 級：大量丘疹、膿疱，總皮損數 50～100 個，結節數小於 3 個。

重度 IV 級：結節／囊腫性痤瘡或聚合性痤瘡，總皮損數大於 100 個，結節／囊腫大於 3 個。

(二) Cunliffe 的十二級分級法

Cunliffe 的十二級分級法見表 5-1 所示。

表 5-1　Cunliffe 的十二級分級法

分級	評分	臨床表現
1	0.1	少數炎性和非炎性皮損
2	0.5	面頰和面額少數活躍的丘疹
3	0.75	面頰極多不活躍的丘疹
4	1.0	廣泛的活躍與不活躍的丘疹分布於面部
5	1.5	面部有較多比較活躍的丘疹
6	2.0	很多活躍的炎性皮損，無深在的皮損
7	2.5	廣泛分布的活躍與不活躍皮損，並開始累及頸部
8	3.0	活躍與不活躍皮損較少，但有較多的深在性皮損，需要觸診
9	3.5	較多活躍的皮損，同時有深在性皮損
10	4.0	以活躍的丘疹為主，幾乎累及整個面部，觸診可以摸到 2 個結節
11	5.0	以活躍的丘疹為主，幾乎累及整個面部，觸診時有較多的結節
12	7.0	有很多結節和囊腫，若治療不及就會發生瘢痕

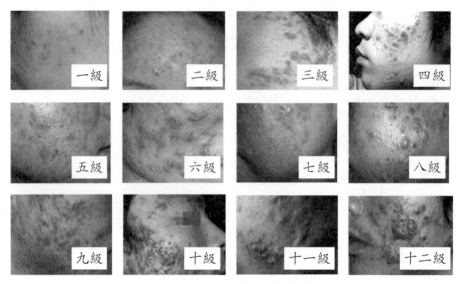

圖 5-2　Cunliffe 的 12 級分級

(三) Golinick和Orfanos的四級分級法

　　Golinick 和 Orfanos 的四級分級法見表 5-2 所示。粉刺、丘疹、濃疱、結節、囊腫、瘢痕等形態，如圖 5-3 所示。

表 5-2　Golinick 和 Orfanos 的四級分級法

分級	粉刺	丘疹／膿疱	結節	囊腫、瘻管	炎症程度	瘢痕
輕度 I 級	＜ 20	＜ 10	－	－	－	－
中度 II 級	＞ 20	10～20	－／＋	－	＋	－
中度 III 級	＞ 20	＞ 20	＞ 10	－／＜ 5	＋＋	＋
重度 IV 級	滿臉粉刺	＞ 30	＞ 20	＞ 5	＋＋＋	＋

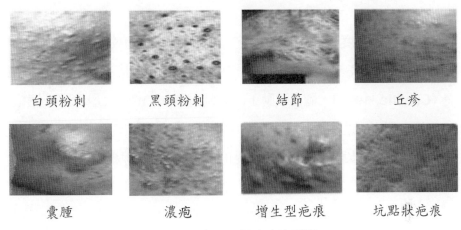

| 白頭粉刺 | 黑頭粉刺 | 結節 | 丘疹 |
| 囊腫 | 濃疱 | 增生型疤痕 | 坑點狀疤痕 |

圖 5-3 常見面部痤瘡的形態

二、防痤瘡對策與途徑

(一)減少皮脂分泌

痤瘡的預防措施之一是減少皮脂分泌。瞭解影響皮脂排泄的因素，採取相應的措施，是可以減輕粉刺的程度。

1. 皮脂理化性質的影響：由上施以壓力（對壓）可阻礙毛囊內皮脂排泄於皮膚表面。若用有機溶劑拭除皮膚表面的皮脂，毛囊內蓄積的脂質於 2～3 小時內急速向皮膚表面排泄並可恢復到原有皮脂的厚度（恢復皮脂）。洗臉後，蓄積脂質也向皮膚表面排泄。除壓力因素外，皮脂排泄的難易尚取決於皮脂的熔點。在一定溫度（體溫）下，熔點高的脂易固化，較難排泄，因此皮膚表面皮脂量減少。反之，皮脂熔點降低，皮脂易液化，容易排泄。

皮脂的熔點取決於皮脂的組成，在脂肪酸中具有支鏈者可使皮脂總體熔點降低。角鯊烯在常溫下呈現油狀，吸收氧，則呈亞麻仁油狀黏稠性。蠟隨著排泄而分解時，部分生成高級脂肪酸和蠟醇，有使皮脂熔點升高的

傾向。

2. 神經和溫度：神經雖不直接支配皮脂腺，但可使皮膚溫度上升，皮脂量增加，皮脂液化，對壓降低，因而有利於皮脂排泄。Cunliffe 等觀察（**Cunliffe, 1998**），體溫波動 1℃，皮脂量變動 10%。這種變動是由於 90 分鐘內觀察到的，故為蓄積皮脂的排泄。另外，抗乙醯膽鹼劑連續外用 4 週，也見有皮脂的變化，而且變化開始的時間與腺細胞更替時間相符合。皮脂溫度上升，血液流量增加，激素等亦增多，故皮脂量增多。冬季時外界溫度降低，皮脂固化，對壓上升，因而皮脂排泄減少。這可能是皮膚乾燥、皮脂缺乏症、冬季瘙癢症等原因之一。反之，夏季時外界溫度上升，皮脂液化，對壓降低從而促進皮脂排泄。

3. 皮脂的分解酶：在皮脂分解過程中，角鯊烯不分解，蠟酯分解為高級醇和高級脂肪酸。三酸甘油酯的分解酶為來自皮脂排泄管上皮和痤瘡丙酸桿菌釋放的脂酶，將其分解為脂肪酸和甘油。脂酶量的變動與痤瘡丙酸桿菌的種類和數量有關，並決定著三酸甘油酯的分解程度和脂肪酸量，而脂肪酸總量及其組成又決定著皮脂總體黏度。

4. 紫外線：人體背部皮膚用中波紫外線照射（2 個最小紅斑量）1～2 週後，皮膚表面的表皮性脂質增加，皮脂減少。這可能是因為紫外線照射，表波產生角化不全，堵塞毛囊所致。身體暴露部分受日光照射，皮脂的排泄速度不同於其他部位。

(二)痤瘡的藥物治療

使用在功效化妝品的外用痤瘡藥物，作用是通過減輕毛囊皮脂腺導管的異常角化、抑制皮脂溢出、限制痤瘡丙酸桿菌的增殖和活性來發揮作用。根據藥物的作用機制，可以分成下列幾種類型：

1. 溶粉刺藥物：**全反式維 A 酸（tretinoin）**，可以抑制微粉刺，清除成熟粉刺和炎性皮損，促使正常脫屑，抗炎，提高其他合用痤瘡藥物的穿透能力，在症狀緩解後，還能預防的復發；**異維 A 酸（isotretinoin）**，外用效果類似全反式維 A 酸，但刺激性稍小，外用型不能減少皮脂分泌；阿達帕林（adaplene），與傳統維 A 酸相比，抗炎活性更強，可以治療炎性皮損，且刺激性小；他扎羅汀（tazarotene），與 adapene 相比，在前幾週有短暫的脫皮、皮膚乾燥的現象。

2. 外用抗微生物藥物：過氧化苯甲醯（benzoyl peroxide）、壬二酸（azelaic acid）等能有效減少痤瘡皮損中的痤瘡丙酸桿菌及表皮葡萄球菌；紅黴素、克林黴素、四環黴素等抗生素，可以殺滅毛囊中的丙酸桿菌。

3. 減少皮脂腺分泌的藥物：主要是荷爾蒙類藥物，例如雌（甾）二醇、雌酮、乙炔雌（甾）二醇；抗脂溢性作用的維生素 B_6 可以提供很好的預防毛囊皮脂腺阻塞效果。

4. 角質溶解或剝離劑：硫磺製劑、果酸、水楊酸（salicylic acid）等。

5. 中藥萃取物：**丹參酮（tanshinone）** 可以抗菌作用兼具抗炎、性激素作用；**黃芩苷（baicalin）** 能促進巨噬細胞的吞噬功能，因此能有效清除囊腫型痤瘡裡的死亡細胞、死亡菌體及其他殘留物，加速痤瘡的痊癒。其他中藥如白花蛇蛇草、連翹、虎杖、黃柏、山豆根、大黃、黃連和茵陳蒿等，對粉刺也具有良好的療效。

(三)痤瘡的非藥物治療

痤瘡的藥物治療即為皮膚護理，針對油性皮膚的處理，注意不使用會封閉毛孔的油性或粉質化妝品，及保持皮膚清潔和毛孔的通暢。

日常護理主要包括下列內容：

(1) 注意生活規律，勞逸結合。

(2) 少吃油膩、辛辣的食物和甜食。

(3) 注意個人衛生，勤洗澡，油性皮膚應該選擇溫和的潔面乳清柔地用溫水洗臉，去除多餘的皮脂。避免使用含有磨砂成分的潔面產品，並避免過度長時間沖洗和摩擦皮膚。上述方法不但不能完全清除油脂和角化栓，反而會破壞皮膚正常的結構脂質、損傷毛囊開口，加重痤瘡。

(4) 選擇適合的護膚品，避免使用粉刺源性物質。配合使用粉刺類化妝品，可以緩解病情，輔助治療的作用。

(5) 對已出現的皮損不要自己擠，否則容易導致色素沉著和瘢痕。應該及早去皮膚科就診，在醫師的判斷下治療。

第三節　抗粉刺類功效評估

根據痤瘡發病病理和臨床表現的特點，可以通過下列幾個方面來評價粉刺類化妝品的功效。

一、減少皮脂分泌

(一)判斷皮膚出油的具體指標

皮脂分泌過多是導致粉刺的一個非常重要的病因，減少皮脂可以在一定程度上抗粉刺。檢測方法包括醫生和患者對於皮膚出油的主觀評價和客觀評價，具體指標有：

1. 測量皮膚表面皮脂的量，對於指定個體來說，該數值一般不隨時間變化，稱之為「**即刻分泌量**」。

2. 在一定的條件下，先清除皮膚表面已有的皮脂，觀察皮膚表面

的**油脂分泌率**（**sebum secretion rate, SSR**）。根據 Emanuel 研究顯示（Emanuel, 1936），油脂分泌速率一開始較少，然後增加直至 2～3 小時後會達到一平衡量，此平衡飽和量可維持 4～5 小時（如圖 5-4 所示）。一般皮脂量依部位不同，範圍可為 100～500 μg/cm²，其間個人皮脂分泌量不同也反應出各類型皮膚。

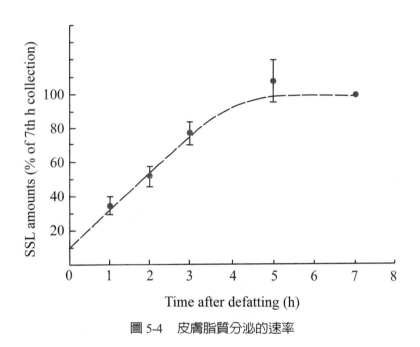

圖 5-4　皮膚脂質分泌的速率

(二)影響測量的因子

　　皮膚表面脂肪的收集量，是很多變數的總合；依分泌量的多寡，個人常很主觀的根據自己的感覺，例如洗臉後皮膚緊繃度、毛細孔數目及大小、每天皮膚油膩程度、每日化妝品維持的情況等，將自己的臉部皮膚分成：油性、正常或乾性。僅憑感覺和主觀的分類，很難有基準點的比較。皮脂腺分泌的過程，受到雄性激素與皮脂細胞上的雄性激素接受器反應的調節，然而皮脂分泌量，端賴各人的遺傳特徵，測量皮脂的真正排出量並

非易事。依年齡、性別和皮膚部位的不同，皮膚表面皮脂量會有差異；環境周遭的因素亦有大影響（如表 5-3）。

表 5-3　影響皮膚皮脂量及測量因素

因素	影響水準	影響特徵 *
內在因素（與個體因素有關）		
位置	有差異	前額、下巴、背部中央、耳道、會陰區及頭皮多；手掌、足底無
性別	稍有差異	男性 > 女性
年齡	有差異	新生兒 3～6 月，量已和成年人同；男性在青春期可增加五倍；兩性隨年長，量逐漸降低，女性於停經期後尤甚
種族	稍有差異	黑種人似乎較多
晝夜節律性	高	上午高，傍晚清晨低
皮膚溫度	有相關	體溫高 1℃，量增加 10%
疾病	高	腦下垂體、腎上腺、卵巢、睪丸異常，量可以增加或減少 長期飢餓，量增加 巴金森氏症，量增加
藥物	高	減少，如：雌性激素（避孕藥）、抗雄性激素藥物（cyproterone、spironolactone）、vit A 衍生物（isotretinoin）增加，如：睪丸激素、黃體激素（medroxyprogesterone、levonorgestrel）、phenothiazines
外在因素（與環境因素有關）		
環境溫度		建議空調室溫約在 20～22℃下測量
周圍相對濕度		建議相對濕度約 40% 下測量
季節		有爭論，可能因不同的生活或衛生習慣
環境溫度		有爭論，可能因不同的生活或衛生習慣

* ：資料引自 Pierard et al., 2000; Pierard-Franchimon et al., 1990; 1991。

(三)具體評價皮脂排出的方法

皮脂排出的測量，等於給油膩皮膚一個客觀的數據，測量技術的價值在於**敏感性（sensitivity）**和**再現性（reproducibility）**，對活體內（in vivo）、非侵入性的方法而言，再現性約 10% 和敏感閾值為脂肪量 5 µg 全距（range）下，是令人滿意的。腺體內的皮脂分泌量，幾乎無法直接測量；相對的，經皮脂腺漏斗處貯存、傳送至皮膚表面的皮脂排出量，則很容易以特殊的、非侵入性技術測量某些參數，量化皮脂量和流變性質，因所排出的部分皮脂，會被角質層拌住，部分游離於皮脂漏斗中，和在皮膚表面，其他部分滲透入角質層，後被代謝掉或再吸收，這些變數都需在方法採用時，考慮進去。脂質檢測的方法，可分為直接法及間接法：

1. 直接法：直接利用脂質萃取法收集脂質，並使用薄層液體色層分析法（TLC）、氣體色層分析法（GC）、或高效率液體色層分析法（HPLC）等，分析脂質的每一成分並定量。

(1)溶劑萃取法（Goffin et al., 1997）：溶劑萃取法，為一簡單及精確的方法。基本上這技巧是直接使用中性溶劑，將皮膚表面的皮脂溶入一只玻璃杯中，萃取獲得脂質，一般此法皆使用在皮脂分泌較旺盛的地方。例如：額頭及頭皮的皮脂，皆可用此法獲得。

(2)比重法（The gravimetric technique cigarette paper）：比重法技術最初是在西元 1961 年，由 Strauss 及 Pochi 所研發用來測皮脂的方法（**Strauss and Pochi, 1961**），此法是先將額頭的油脂，使用兩張煙紙連續去掉原來油脂，然後額頭所新分泌的油脂，使用四張新的煙紙吸三小時，每次所收集的紙張皆被秤重，以便瞭解其**脂質含量及脂質分泌速率（sebum excretion rate, SER）**，單位以 $mg/10\ cm^2\ 3h$ 或 $mg/\ cm^2\ 2h$ 來表示。所測得的脂質量，依其性別、年齡及皮膚型態，有很不同的分布（$0.2\sim2.5\ \mu g/cm^2$）。另外，一些物理或化學的因素也影響脂質分泌速率，

例如皮膚溫度每升高 1℃ 會導致 10% SER 增加。一些物理方法，例如經由連續的膠布剝離（tape stripping），也會導致脂質分泌速率增加。從生理上的觀點，年齡也影響皮脂的分泌量，從 50～60 歲脂質分泌速率也開始明顯降低。

(3)毛玻璃的技術（ground glass technique）（Schaefer and Kuhn-Bussius, 1970）：展開後，毛玻璃片由不透明漸至透明，而其透明的程度依脂質含量多寡而定。

(4)膠質黏土技術（bentonite clay technique）（Downing et al., 1982）：使用一水溶性膠（bentonite 15% 及 carboxy methylcelluose），與皮膚表面接觸約 3 小時，吸取皮膚表面皮脂後，定量之。

2. 間接法：一般是使用特殊的儀器，去測定整個脂質的含量，例如比色法，光透過法、傅立葉轉移紅外線法（FTIR）、及皮脂測量儀（Sebumeter®）**（Saint-Leger and Cohen, 1985）**。

(1)Sebutape®（Cuderm. Dallas. Texas）（Pagnoni et al., 1994）：Seb-U-Tape（Cuderm、Dallas、Texas）是近來用於收集油脂的脂質 U 型帶（圖 5-5 所示），結構是一微孔的高分子膜，外加一層吸附劑，待受測皮膚清潔後，使用一片測量膜，固定貼著於皮膚上 1～3 小時，當皮脂從皮脂囊分泌，脂質穿過吸附層，而充滿於微吸孔分子膜，相對於白色的膜顯出黑點，較大的點表示含有較多的皮脂分泌，從定量的觀念來看，黑點（black spots）也可使用影像記錄的方法來分析。脂質 U 型帶的設計主要是測量脂質的分泌速率或活化的皮脂囊（active sebaceous follicles）分布情況**（Pierard et al., 1983）**。操作簡單，測定方法是使用來自透過接觸於皮膚吸收油脂後，對其透明帶漸變成不透明的影像來分析。參照皮脂 U 型貼布帶的評量參考標（圖 5-6 所示），區別斷皮脂含量的程度。

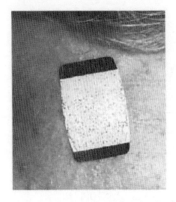 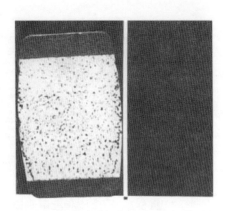

(a) 將皮脂 U 型貼布放置前　(b) 以影像分析活性毛囊及皮脂
　　額，然後再放置黑色背景　　　含量

圖 5-5　皮脂 U 型貼布帶（Sebutape Patch）

皮脂量對照樣本

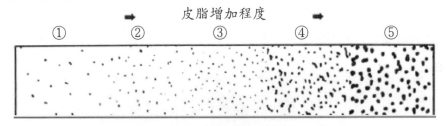

圖 5-6　皮脂 U 型貼布帶的評量參考標準

(2)Sebumeter®（C＋K Electronic）（Saint-Leger and Leveque, 1982）：是目前很普及的商品化儀器，例如 Sebumeter 810PC（如圖 5-7 所示）。皮脂被吸附在探頭上的小塑膠片（半透明的卡匣帶）上，小塑膠片墊在轉輪上，每次測量後，以手向前移動，換新的小塑膠片，探頭壓在皮膚表面，內建的彈簧於每一測量點，施予 10 N 的恒壓，探頭接觸皮膚 30 秒，由內置的計時器告知，卡匣帶因吸取脂質，變得較透明，然後將卡匣放入 Sebumeter 間點，皮膚表面固定區塊上總油質量的評估，測試區塊一定比皮脂囊孔大，因此每個皮脂囊，不同的活性是無法個別評估的。少數

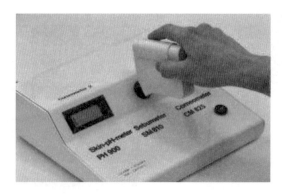

圖 5-7　皮膚皮脂含量測量儀（Sebumeter SM810PC）

過度活性的皮脂囊，釋出可觀的皮脂量，在測量時，可能會有僞高數值效應。

(3)脂質敏感貼片定量法（Serup, 1991）：檢測方法，是類似於 Sebumeter 的方式，使用特別的檢測片（SEBUFIX 16），置於皮膚表面 30 秒以吸收脂質，然後經過一光學檢測儀，可測得脂質含量（圖 5-8 所示）。

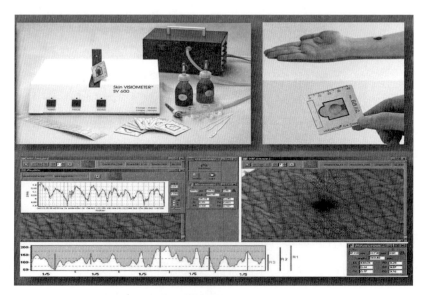

圖 5-8　皮膚脂質定量法（SEBUFIX 16）

資料來源：Courage & Khazaka, kdn, germany

在評價減少油脂分泌化妝品的抗粉刺功效時要注意：除了觀察皮脂的量和組成的改變以外，同時還應觀察痤瘡各類皮損在使用前後的變化（Pillsbury 的四級分級法如圖 5-1 所示；Cunliffe 的十二級分級如表 5-2 所示）。

二、保持毛囊皮脂腺的暢通，以消除粉刺

臨床採用觀察使用前後粉刺數量變化的方法，對於微粉刺可以用表皮活檢，用塗有膠黏劑的玻璃片貼在被檢測部位，1 分鐘後輕輕揭下，用解剖顯微鏡來定量微粉刺（圖 5-9）。對於成熟粉刺主要是通過研究者觀察，必要時可以藉助放大鏡，在光線好的房間裡檢查，最好用手將皮膚撐開，可以更準確地計數。

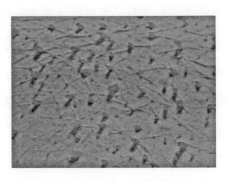

圖 5-9　顯微鏡放大及定量微粉刺

三、殺死痤瘡丙酸桿菌

殺死痤瘡丙酸桿菌要求不僅在實驗條件下有殺菌作用，在人體試驗中也有減少炎性皮損的作用。

(一)儀器試劑

RCM（Reinforced clostridial medium）OXOID CM149，1 L 培養基中含 0.5g agar；痤瘡桿菌 *Propionibacterium acne* (ATCC6919)；3.5 L 厭氧產氣袋（10 包／盒，貨號 0114LJ MITSUBISH）、厭氧指示劑（100 片／盒，貨號 BR0055B AnaeroGen™）、OXOID 厭氧缸、塑膠培養皿、玻璃培養皿。

(二)實驗方法

1. 痤瘡桿菌培養液：取 38 g 的 RCM 溶於 1000 ml 的去離子水中，加熱攪拌至完全溶解，置於滅菌斧內，並以溫度 121℃、壓力 1.2 kg/cm² 下滅菌 15 分鐘，冷卻至室溫，以提供痤瘡桿菌之培養。保存於 4℃。

2. 痤瘡桿菌培養基：取 38 g 的 RCM 加 14.5 g Agar 溶於 1000 ml 的去離子水中，加熱攪拌至完全溶解，置於滅菌釜內，並以溫度 121℃、壓力 1.2 kg/cm² 下滅菌 15 分鐘，趁未凝固時平均分裝於培養皿中，冷卻至室溫，以提供痤瘡桿菌之培養。保存於 4℃。

3. 菌數之測定：將冷凍保存菌液拿出，做三區劃線培養，挑選單一菌落。將菌落以無菌接種環挑起，塗佈於平板培養基上。48 小時後從平板培養基上刮下菌體溶於無菌水中，以無菌水調 OD 值（$OD_{600} = 0.1$）再以無菌水稀釋兩倍，得到 10^6 的菌液置入 6 cm 的 dish 中，每盤菌液量分別為 5 ml。加入抗粉刺活性物質，經反應 24 小時後，將抗粉刺活性物質抑菌測試的菌液，以連續 10 倍稀釋，濃度為 10^{-3}、10^{-4}、10^{-5}，各濃度取 0.1 ml 培養液塗抹於 RCM plate 上。將 plate 培養在 37℃厭氧環境中 48 小時。取出 plate 計算菌數，以 30～300 個菌落數／盤為有效菌落數。計算結果。將抗粉刺活性物質抑菌測試後剩餘的菌液，各取 0.1 ml 培養於 5 ml 液態 RCM 培養基，培養在 37℃厭氧環境中 48 小時。以 OD_{600} 觀察抑

菌後痤瘡桿菌之生長變化。

四、抗炎症的作用

　　除了實驗條件下有降低人類中性粒細胞脂肪氧化酶活性等抗炎症作用，在人體試驗中也要有減少炎症皮損的作用。臨床評價的方法主要通過觀察使用前後炎症及非炎症性皮損數目的變化，可以通過研究者計數皮損數目（皮損或面部痤瘡型態如圖 5-3 所示）或計算使用前後痤瘡臨床分級（Pillsbury 的四級分級法如圖 5-1 所示；Cunliffe 的十二級分級如表 5-2 所示）的變化來觀察。

　　由於化妝品原料受到國家法規限制，抗粉刺類化妝品的治療作用是有限的。化妝品本身的定義或概念也規定了抗粉刺效果是非醫療性的和輔助性的作用。痤瘡作為一種臨床常見的疾病由多種致病因素共同作用而引起，建議患者應首先到醫院接受正規治療。

習題

1. 請說明痤瘡發病機制為何？
2. 預防痤瘡發病的對策為何？
3. 請舉一個評估抗粉刺功效的方法。

參考文獻

1. Goffin V, Letawe C, and Pierard G E. 1997. Effect of organic solvents on normal human stratum corneum: evaluation by the corneoxenometry bioassay. *Dermatol.* 195: 321-4.

2. Strauss J S, and Pochi P E. 1961. The quantitative gravimetric determination of sebum production. *J. Invest. Dermatol.* 36:293.

3. Schaefer H, and Kuhn-Bussius H. 1970. A method for the quantitative determination of human sebum secretion. *Arch. Klin. Exp. Dermatol.* 238:429-35.

4. Downing D T, Stranieri A M, and Strauss J S. 1982. The effect of accumulated lipids on measurements of sebum secretion in human skin. *J. Invest. Dermatol.* 79:226-8.

5. Pagnoni A, Kligman A M, Gammal S EL, Stoudemayer T. 1994. Determination of density of follicles on various regions of the face by cyanoacrylate biopsy: correlation with sebum output. *Br. J. Dermatol.* 131: 862-5.

6. Saint-Leger D, and Leveque J L. 1982. A comparative study of refatting kinetics on the scalp and forehead. *Br. J. Dermatol.* 106: 669-75.

7. Serup J. 1991. Formation of oiliness and sebum output-comparison of a lipid-absorbant and occlusive-tape method with photometry. *Clin. Exp. Dermatol.* 16: 258-63.

8. Saint-Leger D, and Cohen E. 1985. Practical study of qualitative and quantitative sebum excretion on the human forehead. *Br. J. Dermatol.* 113: 551-7.

9. Pierard G E, Pierard-Franchimont C, and Kligman A M. 1993. Kinetics of sebum excretion evaluated by the Sebutape--Chromameter technique. *Skin Pharmacol.* 6: 38-44.

10.Cunliffe W J. 1998. The sebaceous gland and acne-40 years on. *Dermatol.* 196:9-15.

11.Emanuel S V. 1936. Quantitative determinations of the sebaceous fland's function, with particular mention of the method. *Acta. Dermato-Venereol. (Stockholm).* 17:444.

12. Pierard G E, Pierard-Franchimont C, Marks R, Paye M, and Rogiers V. 2000. EEMCO guidance for the in vivo assessment of skin greasiness. *The EEMCO Group. Skin Pharmacol Appl Skin Physiol.* 13: 372-89.

13. Pierard-Franchimont C, Pierard G E, and Kligman A. 1990. Seasonal modulation of sebum excretion. *Dermatologica.* 181: 21-2.

14. Pierard-Franchimont C, Pierard G E, Saint-Leger D, Leveque J L, and Kligman A M. 1991. Comparison of the kinetics of sebum secretion in young women with and without acne. *Dermatologica.* 183: 120-2.

第六章 防曬類化妝品功效評估

　　近年來，防曬成為化妝品發展的熱門話題。**防曬類化妝品**（**sunscreen cosmetics, SC**），在國內外都得到普遍使用、生產防曬類化妝品和銷售。由於南極出現了臭氧破洞，20 年來全球臭氧層的量平均每 10 年減少 3.5%。臭氧層的不斷變薄，導致到達地表的紫外線輻射（UVR）強度逐年增多。陽光中的紫外線（UV）有利於人體內合成能夠幫助鈣質在骨骼中沉積的維生素 D，但過量照射 UV 不僅會引起曬傷、色素沉著、皺紋、皮膚「**光老化**」等美容問題，還會引起 DNA 損傷等慢性危害，造成皮膚的良性和惡性腫瘤（**Gies et al, 1998**）。因此，防曬類化妝品的目標是最大限度地保護皮膚免受紫外線的傷害。

第一節　紫外線與人體之關係

一、紫外線與皮膚

　　臭氧層分布於地面上 10 km～50 km 的平流層內，濃度的重心約在 20 km～25 km 處。臭氧的大量耗損會導致太陽光中紫外線輻射含量增強。紫外線是太陽光光譜中波長 200 nm～400 nm 的部分，在太陽光中約占 6.1%，如圖 6-1 所示。依據波長長短，一般將紫外線分為三個區段：(1) 200 nm～280 nm 稱為短波紫外線 UVC 段，又稱殺菌區段，透射能力只到皮膚的角質層，絕大部分被大氣層阻留，不會對人體皮膚產生危害；(2) 290 nm～320 nm 稱為中波紫外線 UVB 段，又稱曬紅區段，透射能力可達表皮層，能引起皮膚紅斑，是人們防止曬傷的主要波段；(3) 320 nm～400 nm 稱爲長波紫外線 UVA 段，又稱曬黑區段，透射能力可達眞皮層，能使皮膚曬黑。

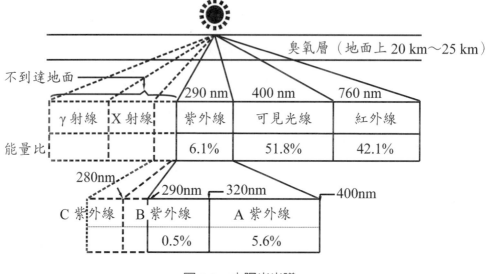

圖 6-1　太陽光光譜

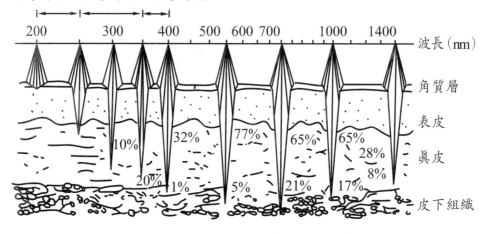

圖 6-2　皮膚對光穿透波長的依賴關係

由圖 6-2 可以看出，UVB 區中波紫外線絕大部分被表皮吸收，少量會透過眞皮，被照射部位可產生急性紅斑效應；UVA 區紫外線輻射占紫外線總能量的 98%，引起紅斑的可能性僅爲 UVB 的千分之一，但其對人體表皮具有很強的穿透力，能夠穿透人體皮膚的角質層、表皮層以及眞皮層，還會殃及皮下組織（**Miller et al., 1998**）。雖然 UVA 對人體皮膚的作用較 UVB 緩慢，但其作用具有累積性且爲不可逆的。它可以引起難以控制的損傷，增加 UVB 對皮膚的損害作用，甚至引起癌變。

中波紫外線 UVB 隨著海拔高度的增加而增加，在一天中的中午前後強度最大，在日出和日落時則強度成倍降低。在冬季地球的遠日點，到達地面的強度只有夏季近日點的幾分之一。雲霧和地面蒸發所產生的水汽能夠部分吸收和散射中波紫外線。但長波紫外線 UVA 卻受天氣、節氣以及太陽與地球的水平夾角影響很小，所造成的皮膚危害則是相當嚴重和持久性的，特別是對於東亞地區的黃種人而言，抵禦長波紫外線 UVA 所產生的危害要遠比中波紫外線 UVB 更爲迫切。故良好的防曬產品，必須具備防 UVB 及 UVA。

二、紫外線對皮膚的光輻射損傷

(一)紫外線輻射的急性損傷

若不採取任何保護措施，在紫外線輻射數小時後，皮膚會變紅，達到高峰後慢慢減弱，此情況稱爲**日炙（sunburn）**。引起日炙產生紅斑的最高波長範圍 300 nm～310 nm 之間，被傷害的細胞產生炎症及毛細血管亢進擴張，肉眼即可看到表皮皮膚潮紅。皮膚曬後 72 小時左右，開始逐漸變黑，因爲黑色素細胞機能亢進，產生大量的黑色素，變爲黝黑的皮膚，若恢復到原皮膚顏色需數月時間。紅斑效應嚴重者，還會伴隨寒顫、發燒、噁心、水腫、水疱、脫皮等症狀。

(二)紫外線輻射導致的慢性光老化

　　長波紫外線可穿透表皮和大部分真皮層，破壞皮膚內的彈力纖維，使肌肉失去彈性，造成皮膚鬆弛，導致皮膚光老化。這種光老化，在低暴露組臉部皮膚老化從 30 歲開始，在高暴露組臉部皮膚老化從 20 歲開始。手部皮膚比臉部皮膚老化發生得更早，高暴露組人群較低暴露組人群老化提前約 10 年。根據研究結果顯示，光暴露部位真皮乳頭處的 I 型和 III 型真皮膠原相較非暴露部位減少了 20%～30%。因為膠原的基因和膠原蛋白的 mRNA 過度表現而使活性增高，誘發皮膚皺紋及分解真皮膠原，促進皮膚老化作用。

(三)紫外線輻射與皮膚腫瘤

　　皮膚是一個非常重要的免疫器官，強紫外線照射會抑制某些免疫反應的產生，造成免疫功能系統失衡，多途徑誘發膜脂質過氧化鏈式反應，造成生物膜損傷，使皮膚產生變性。長期、大劑量紫外線照射對皮膚有直接破壞作用和光毒作用，還可能誘發基底細胞癌、鱗狀細胞癌及黑色素瘤的發生。

三、防曬類化妝品的功效

　　日光對皮膚傷害的程度可用下列公式表示：

$$日光對皮膚損傷 = \frac{受光量}{個人的生理防禦能力}$$

　　若要減少日光對皮膚的損傷，應儘量減少受光量（光強度與受光時間之比），並增加個人生理的防禦能力。個人生理防禦能力會受到個人的基因遺傳、皮膚黑色素生理儲存量的多少、後天產生的有關能力以及防曬劑增加個人生理防禦效果等因素影響。為了保護皮膚免受日光損傷，生產和

發展了各種含有遮光效果的防曬化妝品。

第二節　防曬對策

　　日光中的紫外線 UVB（280 nm～320 nm）和 UVA（320 nm～400 nm）會使皮膚曬出紅斑、黑斑及產生過氧化脂質，促使皮膚老化，降低自身免疫力，嚴重者會引起皮膚癌。在防曬的對策上，除了做好遮陽的措施外，使用含有紫外線散射劑或紫外線吸收劑的化妝品，即可減輕因日曬引起的皮膚損傷。在防曬類化妝品（SC）中，防曬劑的主要作用是防曬作用，防曬功效根據所添加的防曬劑而有所不同。可區分成無機紫外線屏蔽劑及有機紫外線吸收劑等兩種類型。

一、防曬劑的類型

(一)無機紫外線屏蔽劑

　　是一些不透光的物質，不能選擇性吸收紫外線，能反射、散射所有的紫外線及可見光。主要作用是利用某些無機物對紫外光的散射或反射作用來減少紫外線對皮膚的侵害，例如二氧化鐵、氧化鋅、高嶺土、滑石粉、氧化鐵等。使用這類型防曬劑能在皮膚表面形成一阻擋層，防止紫外線直接照射到皮膚上，而達到防曬的目的。含有此類型防曬物質的化妝品，同時可預防中波及長波紫外線的傷害，但該類物質用量大、防曬效果較差，使用過多易有堵塞毛孔等不良後果。

(二)有機紫外線吸收劑

　　這類防曬劑通常是透光物質，可吸收紫外線，但吸收紫外線的波長亦不一：能吸收 290 nm～320 nm 波長 UVB 的防曬物質，例如對甲氧基肉

桂酸酯類、水楊酸酯類等；能吸收 315 nm～400 nm 波長 UVA 的防曬物質，例如二苯酮及其衍生物、甲烷衍生物等。這些紫外線吸收劑的分子能夠吸收紫外線的能量，再以熱能或無害的可見光釋放，能有效地防止紫外線對皮膚的曬黑和曬傷作用，保護人體皮膚免受紫外線的傷害。為擴大對紫外線的吸收範圍，防曬化妝品趨向兩種以上紫外吸收劑複合使用，包括紫外線吸收劑之間的複合使用及紫外線吸收劑與紫外線散射劑之間的複合使用。

此外，防曬化妝品還有加入具有紫外線吸收作用的天然植物萃取液。該類物質具有性質溫和、價廉、高效等優點。除了能吸收紫外線外，有的還兼有治療日光性皮炎、護膚潔面和去斑美白的作用。

二、防曬類化妝品的防曬效果評估

如何評價一種防曬化妝品的防曬效果，目前國內外尚無統一的方法。因為通過吸收 UVB 或 UVA，可防止皮膚曬成紅斑或黑斑。所以，評價一種防曬化妝品的防曬功能，也是從防 UVB 和 UVA 兩方面進行考慮。

(一) UVB防護評價

UVB（280 nm～320 nm）而言，主要利用**防曬係數 SPF（sun protection factor）**進行評價。SPF 值的計算方法如下：

$$\text{SPF} = \frac{\text{經防曬的皮膚出現紅斑的 MED}}{\text{未經防曬的皮膚出現紅斑的 MED}}$$

其中，**MED（minimum erythema dose）**為**最小紫外線照射量**。

美國食品和藥品管理局（FDA）規定防曬類化妝品的 SPF 為 2～30 之間（**Gies et al., 1998**），並根據 SPF 值的大小，把防曬化妝品分為五

類（**Pathak, 1982**），如表 6-1 所示。

防曬係數 SPF 值的高低，可以客觀地反映防曬產品對於紫外線 UVB 防護能力的大小。如果在完全沒有防曬措施的情況下，在陽光下待上 20 分鐘肌膚會開始變紅，那麼這 20 分鐘便是你對紫外線的耐受基數。使 SPF15 的防曬品可以將肌膚的抗曬能力提高 15 倍，成為 300 分鐘（20×15），即擁有 5 小時的防護時效。當然，這 5 小時防曬時效會因流汗、玩水或其他因素而縮短。因此，「**不斷補擦**」也是防曬的關鍵。美國設定 SPF 值上限為 30 的根據是通過測定到達地表太陽光的 UV 量，認為 SPF30 的防曬類化妝品已經能充分防止 UVB 對皮膚的損害。SPF 指數過高，會增加皮膚負擔，引發過敏等問題。美國 FDA 嚴格規定，最高 SPF 值不能超過 30，澳洲和紐西蘭規定的最高限為 15，日本的 SPF 值上限很高，受到一些專家質疑 SPF 僅僅表示防護太陽光中 UVB 的指標，與防護 UVA 無關。

表 6-1　SPF 值大小對防曬類化妝品分類

SPF	分類	SPF	分類
＞2～＜4	弱防曬	8～＜15	優級防曬
4～＜6	中等防曬	≧15	超級防曬
6～＜8	良好防曬		

(二)UVA的防護評價

對 UVA 的防禦效果評價，目前也無公認的評定標準。1990 年，美國 FDA 要求 CTFA 推薦評價方法，防護因子 PFA 法及快速色素轉暗 IPP 法成為最終推薦的兩種可行性方法。1996 年，日本化妝品工業協會制定了 UVA 評價系統標準，採用 PFA 法來評價皮膚免受 UVA 損傷程度的定量

指標。

PFA（protection factor of UVA）是 UVA 的防護指數，其值的計算方法如下：

$$PFA = \frac{\text{有保護的皮膚的 MPPD}}{\text{未受保護的皮膚的 MPPD}}$$

其中，**MPPD（minimum persistent pigment darkening）是產生黑斑的最小劑量**，其測定方法與 MED 相類似。

UVA 防護等級是由 **PA（protection grade of UVA）** 表示的。PA 是根據長波紫外線的防護係數（PFA）進行分級的（**Japan Cosetic industry association, 1995**）。PFA 值介於 2～4 之間，表示樣品具有防護作用；介於 4～8 之間，表示有良好防護作用；＞8，表示有最大防護作用。所謂 PA 的測定方式，目前尚未有全球統一的標準，現在普遍採用的測定標準，是依據 1996 年日本化妝品工業聯合會所公布的「UVA 防止效果測定法標準」，將產品防禦效果分成三級，分別是 PA+、PA++、PA+++，它們與 PFA 之間的關係如下：

2 ＜ PFA ＜ 4　　　　相當於 PA+（有效）

4 ＜ PFA ＜ 8　　　　相當於 PA++（相當有效）

8 ＜ PFA　　　　　　相當於 PA+++（非常有效）

PA 與 SPF 一併標記在化妝品包裝上，以表示該化妝品 UVA 和 UVB 的防護效果。須指出的是，PA 和 SPF 值僅分別表示其防護 UVA 和 UVB 的效果，無互相參照意義。此外，由於 UVA 引起紅斑需較長時間才能發生，故評價遮光劑對 UVA 的作用可測定其**光毒防護係數 PPF（phototoxic protection factor）**（**Lowe et al., 1987**），PPF 值的計算方法如下：

$$PPF = \frac{應用遮光劑皮膚的\ MPD}{未用遮光劑皮膚的\ MPD}$$

MPD 即為應用遮光劑與未用遮光劑處之最小光毒劑量（minimal phototoxic dose, MPD）的比值表示。最小光毒劑量是試驗者用光致敏劑（常用補骨脂素）後的皮膚產生紅斑所需的最小 UVA 量，反映的是防護 UVA 能力的大小。

　　評估防曬化妝品功效方法的研究，國內外都在繼續和發展當中。研究報告指出，SPF15 及 SPF30 的防曬類化妝品可完全防止實驗性皮膚癌的發生，能有效地抑制 UV 反覆照射所致的色素沉著及皮膚衰老等慢性損害。從嬰幼兒期到 15 歲每日使用 SPF15 的防曬類化妝品，可使一生中皮膚癌的發生率減少 78%。可見，防曬類化妝品能防護 UV 對皮膚損傷的效果是肯定的。此外，正常人根據具體情況選用 PA+ 和 SPF30 以下已足夠，不必盲目追求高 PA 和高 SPF 值的防曬類化妝品，而對於有光敏性皮膚病的患者，可以在皮膚科醫生的建議下，選用以治療為主要目的的高 PA 和高 SPF 值的防曬類化妝品。

第三節　防曬化妝品功效評估

　　防曬化妝品的主要功效就是防曬或是防紫外線對人體皮膚的不良影響。由於 UVC 被大氣臭氧層完全吸收，來自太陽輻射紫外線只有 UVB 和 UVA 才能到達地球表面，因此防曬化妝品的主要功效是對 UVB 和 UVA 的防護效果上。防曬的測定方法一般有體內（in vivo）及體外（in vitro）兩種（**Sayer et al., 1979；Santos, 1999**）。評價防曬化妝品的防曬效果有許多參考指標，現述如下：

一、防曬化妝品SPF值人體測定及表示法

SPF 值是**日光防護係數（sun protection factor）**的縮寫，它是防曬化妝品保護皮膚避免日曬紅斑的一種指標。所謂日曬紅斑也稱為紫外線紅斑，主要是日光中 UVB 誘發的一種皮膚紅斑反應，因此防曬化妝品 SPF 值也經常代表對 UVB 的防護效果指標。由於 SPF 值的定義是建立在皮膚紅斑反應的基礎上，因此只有利用人體皮膚的紅斑反應才能精準判斷 SPF 值。各國學者所用的方法原則相似，但具體作法有所不同。目前，較普遍的是由美國 FDA、澳大利亞 SAA、德國 DIN 和日本 JCIA 確定的 SPF 測定方法（**USA FDA. Federal register, 1993；German Industrial norm DIN67501；Australian Standard, 1986. 2604；JCIA SPF 測定法基準，1992**），如表 6-2。

多個國際組織包括歐洲化妝品協會（COLIPA）、日本化妝品工業聯合會（JCIA）等在 2000 年開始探討防曬化妝品 SPF 值測定方法的國際一體化問題，經過多次協商、修改和徵求意見，終於在 2002 年 10 月達成共識，形成 SPF 國際統一方法。現將該方法介紹如下：

(一)道德倫理考慮

在人類進行實驗研究的基本原則必須符合：**世界醫學會赫爾辛基宣言（Declaration of Helsinki）**以及各種修改版本（1964-1975-1989-1996-2000）及本國涉及人類試驗有關法規。

為遵守上述原則，在進行 SPF 試驗時強調下幾點：1. SPF 試驗是用來評價適當使用的化妝品對消費者暴露於日光下的保護水準。這樣的研究不應當給受試者帶來有害的、長期的影響。2. 試驗應由合格的、有經驗的技術人員來實施，以避免受者的皮膚造成不必要的損害。3. 試驗前本研究的監管人員對受測試樣品的安全性評價資訊應有足夠瞭解。4. 未成年人不應參加 SPF 測定試驗。

表 6-2　人體 SPF 測定（皮膚紅斑法）的具體要求

要求	美國 FDA	澳大利亞 SAA	德國 DIN	日本 JCIA
試驗人數／人	20	20	＞ 10	＞ 10
皮膚類型	I～II	I～II	代表多數使用者	I～II
試驗區面積／cm²	50	30	30 cm×30 cm	＞ 20
每格面積／cm²	≧ 1	≧ 1	≧ 0.4，間隔 1cm	≧ 1
天然日光	可用	變化大，不宜用	可用	可用
人工輻射源／nm	氙燈 290～320	氙燈 290～400	汞燈 最大能量 297	氙燈 290～320
照射劑量遞增係數*	1.25	1.25	1.41	1.25
照射後觀察結果時間／h	16～24	16～24	20～48	16～24
化妝品用量／（mg/cm²）	2 或 2 μl/cm²	2	1.5%±10%	2 或 2 μl/cm²
塗化妝品至照射時間／min	15	15	20	15

* 照射劑量分組按此係數遞增。

(二)基本概念

1. 紫外線：在 SPF 測定中被光生物學家和皮膚病學家認可的紫外線波段爲：

UVB：290～320 nm

UVA：320～400 nm

2. 最小紅斑量（MED）：MED 在人類皮膚上被定義爲「**在紫外線照射後 16～24 小時，在照射部位出現清晰可辨的紅斑（邊界清晰並覆蓋大**

部分照射區域）所需要的最低紫外線輻射劑量」。

3. SPF 值：由此表示 SPF = MEDp/MEDu

MEDp：測試產品所保護皮膚的 MED。MEDu：未保護皮膚的 MED。測試樣品的 SPF 值是所有受試者個體 SPF 值的算數平均數，個體 SPF 值保留一位小數。

(三)測定方法

國際 SPF 試驗方法是一種利用已知輸出性能的氙燈日光模擬器所進行的實驗方法。爲了測定 SPF 值，需在試驗志願者皮膚上用紫外線照射出一系列遞增的遲發性皮膚點狀紅斑反應。試驗部位限於後背腰部和肩部之間。受試者背部皮膚至少應分爲三區：一區直接用紫外線照射；第二區塗抹測試樣品後進行照射；第三區塗抹 SPF 標準對照品後進行照射。照射時紫外線的劑量依次遞增，被照射皮膚由於表淺血管擴張而產生不同程度的遲發性紅斑反應。照射後 16～24 小時由經過培訓的評價人員判斷。

受試者正常皮膚的 MED、測試樣品所保護皮膚的 MED 必須在同一受試者且在同一天判斷。在一次試驗中，同一受試者皮膚上可進行多個產品的測試。單個受試者的 SPF 值就是上述兩個 MED 的比值（MEDp / MEDu）。所有受試者的個體 SPF 值保留一位小數，求其算數平均數即爲該測試產品的 SPF 值。每次試驗中至少保證 10 個以上的受試者出現有效結果，受試者人數不得超過 20 人。上述 SPF 平均值的可信區間（95% 信賴區間）應位於 SPF 均值的 17% 範圍之內（標準偏差值應小於 SPF 平均值的 17%）。根據測試產品配方所估計的 SPF 值大小，每次試驗應選用適當的高 SPF 值或低 SPF 值標準品。標準品 SPF 值的測試結果也應位於估計範圍之內。

(四)受試者的選擇

1. 受試者的皮膚類型：參加 SPF 試驗的所有受試者的皮膚類型或皮膚光型應屬於 I、II、III 型（表 6-3）**（Snaellman et al., 1995）**；或根據皮膚色測量結果，**所有受試者膚色的個體類型角（individual topology angle, ITA°）**應小於 28°。試驗前應由經過培訓的技術人員對每個受試者進行檢查篩選，應保證受試者健康安全，受試者對紫外線照射也無異常反應史，受試者的皮膚條件不影響結果觀察等。

2. 受試者參加試驗的頻率：為了保證受試者參加一次試驗後所引起的皮膚曬黑或色素沉著有足夠的時間消退，受試者參加兩次 SPF 試驗的間隔時間應為 2 個月以上。所有受試者均應簽署知情同意書。

表 6-3　皮膚分類

皮膚類型	皮膚反應
I	強烈日曬容易成紅色，但絕不會成黑色
II	容易日曬成紅色，微成黑色
III	日曬成紅色後，經常成黑色
IV	未經過度日曬變成紅色，馬上成黑色
V	不經常日曬變成紅色，成為深黑色
VI	未日曬變成紅色，成為深黑色

3. 受試者的數量：每次 SPF 試驗至少應有 10 例有效結果，最大不超過 20 例。在計算一次 SPF 試驗的結果時，最多可捨棄 5 例受試者並保證每一例捨棄都公平客觀。在 SPF 試驗報告中應給出全部受試者的試驗結果包括被捨棄的測定數值。對計算 SPF 均值而言，最少 10 例有效結果即可，但需保證平均值的 95% 信賴區間位於平均值的 17% 範圍之內（如果

平均值為 10，則 95% 可信賴區間區間應該在 8.3～11.7 之間）。否則應增加受試者的數量值至符合統計學要求（最多可達 25 人，20 例有效結果）。如增加人數至 25 人仍不能符合統計學要求，則這次試驗應視作無效。

(五)試驗面積

後背是試驗規定的解剖學部位，試驗部位應在肩胛線和腰部之間畫出邊界。骨骼突起或其他不平部位應設法避免。

(六)紫外線光源

所使用的人工光源必須是氙弧燈日光模擬器並配有過濾系統。

1. 紫外線的性質：紫外線日光模擬器應發射連續光譜，在紫外線區域沒有間隙或波峰。光源輸出在整個光束截面上應穩定、均一（對單束光源尤其重要）。光譜必須配備恰當的過濾系統使輸出的光譜符合表 6-4 的要求。光譜特徵以連續波段 290～400 nm 的累積性紅斑效應來描述。每一波段的紅斑效應應可表達為與 280～400 nm 總紅斑效應的百分比值，即**相對累積性紅斑效應 %RCEE（relative cumulative erythemal effectiveness）**。光源輸出的 %RCEE 要求見表 6-4。

表 6-4　紫外線日光模擬器光源輸出的 %RCEE 可接受限度

光譜範圍	測量的 %RCEE	
	下限	上限
< 290		< 1.0
290～300	2.0	8.0
290～310	49.0	65.0
290～320	85.0	90.0
290～400	100.0	100.0

2. 總輻照度（紫外線、可見光、近紅外線）：當光源的總幅照度過高時，受試者被照射的皮膚可能會有熱感甚至痛感。因此 SPF 試驗之前應明確所使用光源最大照度（紫外線、可見光、近紅外線）不應引起受試者皮膚熱感。部分試驗發現，當總照度達 160 mW/cm^2 時可在多數受試者的照射皮膚上產生熱的感覺，而總幅照度為 120 mW/cm^2 則不會如此。

3. 光束的均一性：當大光束的紫外線光源被分隔成數束在不同照射部位上同時曝光時，光束的強度應盡可能均一。在幅照平面上，任何一點的最小光束幅照度不應低於最大幅照度的 10%。如果超過了 10%，則應在每一照射部位的曝光時間上做出適當的曝光補償。

4. 紫外線日光模擬器光源輸出的維持和監測：每一試驗部位的紫外線照射之前，應使用經紫外線日光模擬器光源輸出分光光度計校驗過的幅照計進行檢查。推薦 SPF 實驗室每年對光源光譜進行一次全波段的分光幅照度檢驗，每次更換主要的光學元件時也應進行類似校驗。

(七)SPF標準樣品

標準配方製法（以澳大利亞 SAA 為例）：A（表 6-5 前五種組成，即為水楊酸高錳酯、羊毛酯、硬脂酸、白油、對羥基苯甲酸丙酯）加熱至 77℃。B（表 6-5 後五種組成，即為甘油、三乙醇胺、乙二胺四乙酸二鈉、對羥基苯甲酸甲酯、去離子水）加熱至 82℃，溶解各組成，攪拌下將 A 注入 B 中，繼續攪拌，冷卻至室溫。標準試樣為 100%，若有水分損耗應補充純水。各國標準配方及 SPF 值，如表 6-5 所示（**USA FDA. Federal register, 1993；German Industrial norm DIN67501；Australian Standard, 1986. 2604；JCIA SPF 測定法基準 , 1992**）。

表 6-5　推薦的標準配方 SPF 值

成分	美國 FDA	澳大利亞 SAA	德國 DIN	日本 JCIA
水楊酸高錳酯	8.00	8.00	—	8.00
甲氧基肉桂酸辛酯	—	—	2.7	—
羊毛脂	—	5.00	—	5.00
硬脂酸	3.00	4.00	1.50	4.00
白油	2.00	2.50	—	2.50
脂肪醇	2.00	—	—	—
液體石蠟	—	—	5.00	—
硬脂酸單甘酯	—	—	1.00	—
月桂醇	—	—	4.00	—
對羥基苯甲酸丙酯	0.015	0.05	0.10	0.05
甘油	12.00	5.00	—	5.00
甘油（85%）	—	—	4.00	—
三乙醇胺	—	1.00	0.8	1.00
月桂基硫酸鈉	0.50	—	—	—
聚丙烯酸 934P	—	—	0.10	—
乙二胺四乙酸二鈉	0.50	0.50	—	0.50
對羥基苯甲酸甲酯	0.025	0.10	0.10	0.10
去離子水	72.41	74.30	84.30	74.30
SPF 值（mean±sd）	4.24±1.14	4.47±1.28	3.7±0.3	4.47±1.28

　　每次 SPF 試驗至少使用一種標準品。如果在一次試驗選用了高 SPF 值標準品，則不需要再用低 SPF 值標準品，即使試驗所測樣品中含有低 SPF 值產品也是如此。

(八)測試樣品的塗抹劑量和方法

　　測定樣品的使用量和塗抹的均一性對試驗結果的誤差有很大的影響。

因此遵守下列試驗條款非常重要。

1. 室溫條件：塗抹樣品、紫外線照射和 MED 觀察均應在穩定的室內環境中進行，室內應有空調設備，室溫應維持在 18～26℃之間。

2. 樣品塗抹部位：

(1)樣品塗抹面積應在 30～60 cm^2 之間。

(2)用於測定 MEDu 的皮膚和塗抹樣品用於測定 MEDp 的皮膚應儘量靠近。

(3)背部皮膚上塗抹樣品與標準品的部位應隨機分布以減少因不同部位皮膚的解剖學變異而引起的系統誤差。

(4)塗抹不同測試樣品部位之間的間距至少為 1 cm。

(5)塗抹樣品之前，應使用乾燥棉紗清潔皮膚。

(6)塗抹樣品部位應使用皮膚記號筆標出邊界，或使用不吸收材料製作的模板。

3. 樣品用量：測試樣品和標準品的塗抹前用量應為 2 mg/cm^2 ± 2.5%。所用天平的靈敏度至少為 0.0001 g，即精確到小數點後四位。在稱重和塗抹樣品時應考慮到樣品中揮發性成分的蒸發流失。對於分層的液體產品應注意搖勻後再稱重。

4. 移樣方式：對於液體類、乳液類、膏霜類和噴霧類產品，為了使樣品均勻覆蓋測試部位的皮膚，可用注射器或加樣器將稱出的樣品分成 15 滴或 30 滴（30 cm^2 或 60 cm^2）加在整個部位，然後戴上指套用壓力將樣品均勻塗抹。更換測試樣品時應更換指套。根據樣品塗抹面積和樣品性質不同應在 20～50 秒之間塗抹完畢。對於粉劑劑型產品，使用藥匙或手指將樣品的分量以網格方式散布在受試部位皮膚上，輕叩樣品並將其均勻塗抹。也可將化妝品置於噴嘴的分散器中用噴嘴頭分散樣品，在這種情況下，要注意化妝品樣品在分散器中的殘留量，務必使分散到皮膚上的樣品

爲 2 mg/cm²。還可以用純化妝水或其他沒有紫外線吸收能力的液體將粉劑類樣品黏附在受試部位皮膚上，受試者的體位應保持前傾或俯臥以防止樣品滑落。

5. 塗抹樣品後曝光前等待時間（樣品乾燥時間）：樣品塗抹之後應等待 15～30 分鐘，然後進行一系列紫外線劑量的照射。在紫外線照射前 24 小時、塗抹樣品後等待時間內以及曝光後 24 小時，受試者應避免任何形式的紫外線接觸。

(九)紫外線照射

提前打開開關預熱儀器 10 分鐘以上，待儀器穩定後即可使用。

1. 受試者體位：受試者可採用坐位或前傾（粉質類產品只能採取前傾）。塗抹樣品、紫外線曝光和判定 MED 值時所採用的體位應保持一致。

2. 曝光部位：曝光部位皮膚應無色素斑點並色調均一。可用對紫外線不吸收材料製作的模板界定曝光部位的邊界（適用於大光束的紫外線日光模擬器）。每一個曝光部位的可接受面積至少爲 0.5 cm²，推薦面積爲 1 cm²。曝光不爲之間至少有 0.8 cm² 的間隔，每個曝光部位的面積應完全相同。

3. 預測受試者皮膚的 MED 值：正式實驗開始之前，需要預測受試者皮膚的 MED 值，以便在正式實驗時選擇適合的紫外線曝光劑量範圍。進行預測時，可以正式實驗前一天進行一系列紫外線照射，第二天讀取結果，或不進行紫外線照射而用膚色測量技術估計受試者皮膚的 MED 值。

4. 紫外線曝光劑量的遞增幅度：對於未塗抹樣品皮膚，紫外線照射劑量範圍的中心可選用受試者皮膚預測的 MED 值或估計的 MED 值。以此值爲中心，至少應包括五個曝光部位進行曝光，五點的曝光劑量按推薦的 12% 或 25% 呈幾何遞增。對於塗抹樣品保護皮膚，紫外線照射劑量範

圍的中心點可用未塗抹樣品皮膚的預測 MED 值乘以產品估計 SPF 值。同上，以此值爲中心，至少應包括五個曝光部位進行曝光，五點的曝光劑量按推薦的 12% 或 25% 呈幾何遞增。如果估計樣品的 SPF 值超過 25，劑量遞增的最大幅度爲 12%，也可以選用較小的遞增幅度，但整個曝光系列應保持一致。

5. 去除樣品：紫外線曝光之後，可使用棉紗浸沾卸妝水等輕輕擦去標準品和測試樣品。

(十)MED評價方式

未保護的皮膚、樣品保護的皮膚和標準品保護的皮膚，MED 值應在同一天讀取。

1. MED 值的讀取時間：應在皮膚紅斑形成的高峰期間及紫外線曝光後 16～24 小時間讀取。在未讀取 MED 值前受試者試驗部位應避免任何其他的紫外線輻射（日光或人工光源）。

2. MED 值讀取方法：用肉眼判斷 MED 值，室內光線應充足均一，推薦亮度至少 500 lx。檢查者的視力和色感應經過檢查確屬正常且每年應進行視力檢驗。

3. 資料排除標準：出現下列情況之一時應捨棄試驗資料：

(1)五個曝光部位均未出現紅斑。

(2)五個曝光部位的紅斑反應不隨曝光劑量依次遞增而出現隨機缺失。

(3)五個曝光部位均出現紅斑。

當上述情況發生在未保護皮膚或標準保護皮膚上時，該受試者的所有資料均應捨棄。當上述情況僅發生在樣品保護皮膚上時，該樣品的試驗資料應捨棄，而受試者的其他試驗資料仍可選用。當一次試驗中有多達 5 例（不含 5 例）以上的資料被捨棄時，該試驗應被視爲無效。

4. MED 值的表達：MED 值應以能量單位（J・m² 或 mJ・cm²）或時間單位（s）來表達。用時間單位表達時要求日光模擬器的能量輸出在整個試驗過程中保持穩定。在試驗前後必須用同樣的輻照計進行紫外線輻射的監測。

(十一)SPF值的計算和統計學要求

所有受試者個體 SPF 值的算數平均數就是測試樣品的 SPF 值。受試者的有效個體 SPF 值的最少例數為 10，最大例數為 20。試驗所得 SPF 平均值的 95% 可信賴區間（CI）必須位於所測 SPF 值的 ±17% 範圍之內。

(十二)檢驗報告

試驗報告應包括下列資訊：

1. 受試者情況（數量、姓名或 ID 號、皮膚類型或 ITA° 值）。

2. 未保護的皮膚、樣品保護的皮膚和標準品保護的皮膚之各種 MED 值。

3. 每一個測試樣品和標準品的個體 SPF 值。

4. 負責檢驗人員的身分。

5. 個體 SPF 值和計算出的平均值（包括所有有效資料和捨棄資料），保留一位小數。

6. 平均值的標準差和 95% 可信賴區間。

7. 紫外線光源的說明。

8. 測試產品的名稱、編號和估計的 SPF 值。

除了上述資訊之外，關於光源的均一性和 %RCEE 可接受限值，應提供最近一次內部測量和近期外部監測的資料。

二、防曬化妝品吸光度值及SPF值儀器測定法

利用儀器測定的方法進行體外試驗，也可以粗略估計防曬產品的防曬效果。常用方法有紫外線分光光度計法和 SPF 儀器測定法。二者原理大致相同，即根據防曬化妝品中紫外線吸收劑和遮罩劑可以阻擋紫外線的性質，將防曬化妝品塗抹在特殊膠帶上用不同波長的紫外線照射，測定樣品的吸光度，依據測定值大小直接評價防曬效果。SPF 儀器法增加了特殊的軟體程式，將測定結果及其他實驗因素轉換成 SPF 值直接顯示。現將基本方法以及對儀器法的應用評價介紹如下：

(一)紫外線分光光度計

1. 試驗方法：

(1)將 3M 透氣膠帶（3M Transpore™ 1527-3）（圖 6-3）剪成 1 cm × 4 cm 大小，黏貼在石英比色皿透光測表面上（**Differy et al., 2000**）。

(2)接通電源，預熱分光光度計，設定 UVB 區檢測波長為 285 nm、290 nm、295 nm、300 nm、305 nm、310 nm、315 nm 和 320 nm。

(3)將貼有膠帶的石英比色皿置於測試樣品槽和參考樣品槽中，進行儀器歸零。

(4)精確稱取待測樣品 8 mg，將樣品均勻塗抹在石英比色皿 3M 膠帶上。同上方法製備 5 個平行樣品。

(5)將製備好的樣品比色皿置於 35℃乾燥箱中，乾燥 30 分鐘。

(6)將待測樣品比色皿置於測試樣品槽中，取另一貼有膠帶的石英皿置於參考樣品槽中，分別測定 UVB 區設定波長的紫外線吸收度值，然後取各測定數值的算數平均數。

(7)依次測定五個平行樣品，如上法得出五個樣品的平均值，再計算五個樣品平均值的算數平均數，即為該測試樣品的吸光度。

2. 測試結果評價：

(1)吸光度值＜1.0±0.1，表示該樣品無防曬效果。

(2)吸光度值＝1.0±0.1，表示該樣品屬於低級防曬效果，適用於冬日、春秋早晚和陰雨天。

(3)吸光度值＞1.0±0.1，表示該樣品屬於中級防曬效果，適合於中等強度陽光照射。

(4)吸光度值＞2.0，表示該樣品屬於高級防曬效果，適合於夏日陽光照射或戶外活動、旅遊等。

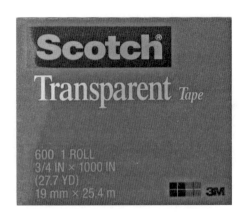

圖 6-3　SPF 值測定用 3M 透氣膠帶

(二)SPF值儀器測定法

1. 試驗方法：

(1)將 3M 膠帶（圖 6-3）固定於特製的石英玻璃板（8.0 cm×77 cm）上（**Groves, 1973**）。

(2)精確稱取待測樣品，以 2 mg/cm^2 的量將樣品均勻塗抹在石英板 3M 膠帶上。

(3)將製備好的樣品置於 37℃ 乾燥箱中，10 分鐘。

(4)接通電源，預熱儀器，測定樣品的 SPF 值。樣品板測定點不得少於 6 點。

(5)SPF 標準品測定過程同 (1)～(4)。

2. 專用套裝軟體及 SPF 值計算原理：使用 LabSphere UV-1000S 紫外線透射率分析儀檢測樣品，可通過儀器商提供的專用軟體套裝程式直接得到 SPF 值測定結果，在 SPF 值的計算中，這種方法不僅考慮了樣品對紫外線的吸收因素，還綜合了不同緯度下的日光光譜輻射及日光光譜紅斑效應等影響。

三、防曬化妝品SPF值的抗水性能測定法

從防曬化妝品發展歷史來看，防曬產品具備抗水抗汗功能是一項經典的屬性。由於防曬化妝品（尤其是高 SPF 值產品）通常在夏季戶外運動中使用，季節和使用環境的特點要求防曬產品具有抗水及抗汗特性，即在汗水的浸洗下或游泳情況下仍保持一定的防曬效果。爲了達到這一目的，在研發產品配方時一般應儘可能減少親水性乳化劑的使用，在不影響產品穩定性的基礎上儘可能提高油脂的含量。此外，還可以使用一些特殊的抗水性高分子如 PVP220、多聚矽氧烷等，以提高產品的抗水效果。對防曬化妝品終產品 SPF 值的抗水及抗汗性能測定，目前以美國 FDA 發布的試驗方法被公認爲是客觀合理的標準方法。簡述如下：設備要求爲預備一室內水池，具有水旋轉功能，水質應新鮮，符合美國 FDA 40 CFR 部分規定的飲用水標準。記錄水溫、室溫以及相對濕度。

(一)防曬化妝品一般抗水性的測試

如果產品 SPF 值宣稱具有抗水性，則所標識的 SPF 值應當是該產品經過下列 40 分鐘的抗水性試驗後測定的 SPF 值。

1. 在皮膚受試部位塗抹防曬品，並按產品標籤所示等待樣品乾燥。
2. 受試者在水中等量活動 20 分鐘。
3. 出水休息 20 分鐘（勿用毛巾擦拭實驗部位）。
4. 入水再等量活動 20 分鐘。
5. 結束水中活動，等待皮膚乾燥（勿用毛巾擦拭實驗部位）。
6. 按美國 FDA 規定的 SPF 測定方法進行紫外線照射和測定。

(二)防曬化妝品強抗水性的測試

如果產品 SPF 值宣稱具有強抗水性，則所標識的 SPF 值應當是該產品經過下列 80 分鐘的抗水性試驗後測定的 SPF 值。

1. 在皮膚受試部位塗抹防曬品，並按產品標籤所示等待樣品乾燥。
2. 受試者在水中等量活動 20 分鐘。
3. 出水休息 20 分鐘（勿用毛巾擦拭實驗部位）。
4. 入水再等量活動 20 分鐘。
5. 出水休息 20 分鐘（勿用毛巾擦拭實驗部位）。
6. 入水再等量活動 20 分鐘。
7. 出水休息 20 分鐘（勿用毛巾擦拭實驗部位）。
8. 入水再等量活動 20 分鐘。
9. 結束水中活動，等待皮膚乾燥（勿用毛巾擦拭實驗部位）。
10. 按美國 FDA 規定的 SPF 測定方法進行紫外線照射和測定。

上述人體試驗方法較為繁瑣費時，價格昂貴，在防曬產品的研發階

段不便使用。近年來不少人發展出一些快速簡便的替代試驗方法。1997年 Carrascosa 利用非滲透蒸發儀及紫外線光度計來計算乳化劑及乳化類型對防曬產品抗水性效能的影響（**Carrascosa, 1997**）；根據 O'Neill model 計算方法的開發（**Bernd, 2002**）利用測定紫外線經產品前後的強度變化方式，開發成 SPF 測定儀，例如市售 UV-1000S Labsphere（**Garoli eta., 2009**）；利用紫外線光譜儀所測得的吸光光譜、太陽光中各波長的紫外線強度以及各波長紫外光導致的紅斑係數之間乘積的積分，導出防曬係數（SPF）的測定方程式（**Mansur et al., 1986**），換算公式為 **SPF = CF×ΣEE(λ)×I(λ)×abs(λ)**。對上述方法的應用評價與上述儀器法測定防曬化妝品 SPF 值的情況類似，即這些體外試驗在一定程度上可檢驗防曬化妝品的抗水抗汗功能，對防曬產品的研究開發具有一定價值。但對防曬產品 SPF 值抗水性能的科學評價，仍需要用人體生物學技術方法。

四、防曬化妝品UVA防護效果測定及表示法

標識和宣傳 UVA 防護效果是防曬化妝品近年來重要的發展趨勢之一。UVA 照射的短期生物學效應應是皮膚曬黑，長期累積效應則為皮膚光老化，二種不良後果均為近年來化妝品美容領域內關注的焦點。關於防曬化妝品 UVA 防護效果的評價問題，目前國際上尚未形成統一的標準方法，因此防曬產品 UVA 防護效果的標識宣傳也各式各樣，如以人體法測定 PFA 值或 PA+～PA+++ 表示法、以儀器法或關鍵波長法測定的廣譜防曬表示法或廣譜防曬等級 0～4 表示法、UVA 防護星級評價系統等。其中，以人體測定法較為常用並得到國際上多數國家的認可，介紹如下：

(一)防曬化妝品UVA防護效果人體測定及表示法

本方法由日本化妝品工業聯合會於 1995 年建立並作爲標準發布，1996 年 1 月實施。建立本方法的主要目的是對防護化妝品 UVA 防護等級及其產品標識提供一種統一的測試方法，以便於消費者正確選用。隨著技術發展和發現，本方法可能會進一步修改以適應需要。

1. 選擇受試者及試驗部位：18〜60 歲健康人，男女均可，皮膚類型 III、IV 型（皮膚分類，如表 6-3）。日本 JCIA 研究發現，通過測定受試者對 UVA 照射後的最小持續色素黑化量來計算 PFA 值情況下，在皮膚類型 II 型、III 型和 IV 型之間沒有區別，而日本人群中約 74% 的人屬於 II 型、III 型和 IV 型。受試者應沒有光敏性皮膚病史、試驗前未曾服用藥物如抗炎藥、抗組織胺藥等。試驗部位選擇後背，受試部位皮膚色澤均一，沒有色素沉著、色素痣或其他色斑等。

2. 受試者人數：每次試驗受試者的例數應在 10 例以上，10 例 PFA 值有效結果的標準誤差（standard error）應小於 PFA 平均值的 10%，否則應增加受試者的例數直至符合上述統計學要求。

3. 標準品製備：標準品配方如表 6-6，標準品應和待測樣品同時測試。製備方法爲：分別稱出 A 相原料，溶解在純水中，加熱至 70℃。分別稱出 B 相原料，加熱至 70℃ 直至完全溶解。把 B 加入 A 中，混合、乳化、攪拌和冷卻。

依照方法製備的標準品，其 PFA 值爲 3.75，標準偏差爲 1.01。

4. 使用樣品劑量：將 2 mg/cm^2 或 2 μl/cm^2 以實際使用的方式將樣品準確、均勻地塗抹在受試部位的皮膚上。受試部位的皮膚應用記號標出邊界，對不同劑型的產品可採用不同稱量和塗抹方法。

表 6-6　標準品配方組成

組成	比例
A1 純化水（pure water）	57.13%
A2 丙二醇（dipropylene glycol）	5.00%
A3 氫氧化鉀（potassium hydroxide）	0.12%
A4 EDTA-3Na（trisodium edetate）	0.05%
A5 苯氧乙醇（phenoxyethanol）	0.30%
B1 硬脂酸（stearic acid）	3.00%
B2 單硬脂酸甘油酯 （glyceryl monostearate, selfnulsifying）	3.00%
B3 十六／十八混合醇（cetostearyl alcohol）	5.00%
B4 礦物脂或凡士林（petrolatum）	3.00%
B5 3-2- 乙基己酸甘油酯 （glyceryl tri-2-ethylhexanoate）	15.00%
B6 2- 甲氧基肉桂酸辛酯 （2-ethylhexyl-p-methoxycinnamate）	3.00%
B7 4- 第二丁基 -4' 甲氧基二苯醯甲烷 （4-tert-butyl-4'-methoxydibenzoylmethane）	5.00%
B8 對羥基苯甲酸己酯（ehyl para hydroxybenoate）	0.20%
B9 對羥基苯甲酸甲酯（methyl para hydroxybenoate）	0.20%

5. 樣品塗抹面積：約 20 cm^2 以上。為了減少樣品稱量的誤差，應盡可能擴大樣品塗布面積或樣品總量。

6. 等待時間：塗抹樣品後應等待 15 分鐘以便於樣品滋潤皮膚或在皮膚上乾燥。

7. 紫外線光源：應使用人工光源並滿足下列條件：

(1) 可發射接近日光的 UVA 區連續光譜。光源輸出應保持穩定，在光束幅照平面上應保持相對均一。

(2) UVA I 區（340～400 nm）和 UVA II 區的比例應該接近日光中的比例（UVA II/UVA I ＝ 8%～20%）。

(3) 爲避免紫外線灼傷，應使用適當的濾光片將波長短於 320 nm 的紫外線濾掉。波長大於 400 nm 的可見光和紅外線也應過濾掉，以避免其黑化效應和致熱效應。

(4) 上述條件應定期監測和維護。應用紫外線幅照測定光源的幅照度，紀錄定期監測結果，每次更換主要光學部件時應及時測定幅照度以及由產生商至少每年一次校驗幅照計等。光源強度和光譜的變化可使受試者 MPPD 發生改變，因此應仔細觀察，必要時更換光源燈泡。

8. 最小幅照面積：單個光斑的最小照射面積不應小於 0.5 cm^2。未加樣品和有加樣的皮膚照射面積應該相同。

9. 紫外線照射劑量遞增：進行多點遞增紫外線照射時，增幅最大不超過 25%。增幅愈小，所測的 PFA 值愈準確。

10. 讀取最小持續色素黑化量（minimal persistent pigment darkening dose, MPPD）：MPPD 定義爲照射 2～4 小時後在整個照射部位皮膚上產生輕微黑化所需要的最小紫外線照射劑量或最短照射時間。觀察 MPPD 應選擇曝光後 2～4 小時之內一個固定的時間點進行，室內光線應充足，至少應有兩名受過培訓的觀察員同時完成。

關於 MPPD 的定義問題，UVA 幅照後皮膚上立即出現一種棕灰色至棕黑色的反應，稱之爲**即時色素黑化（immediate pigment darkening, IPD）（Kaidbey and Barnes, 1991）**。這種反應最早由 Hausser 報導，發生機制是一種光氧化反應，紫外線照射促使無色素的黑色素前體氧化成爲黑色素。進一步研究發現可見光有可以引起 IPD 發生，就正常人皮膚對

UVA 防護的效果評價而言，IPD 是一個有用的指標，因此使皮膚發生 IPD 需要的紫外線劑量相對較小，且色素黑化消退很快，容易獲得受試者的配合。然而，在實際應用中發現採用 IPD 指標有許多困難，原因如下：

(1) 由於紫外線照射後 IPD 很快消退，致使不同個體觀察到的色素黑化差異很大，很難得到穩定的 PFA 值。

(2) 測試彩妝類產品時，紫外線曝光後需要 2～3 分鐘清潔皮膚上受試部位的樣品，這樣無法立即觀察記錄 IPD 結果。

(3) 曝光後原則上要求多個觀察者讀取結果，在多人輪流觀察期間受試部位的黑化反應不斷變化，很難取得一致的結果。

為克服上述問題，針對 UVA 曝光後 IPD 的動態變化進行觀察，發現曝光後 2 小時或更長時，色素黑化消退率減緩並逐漸穩定下來，因此採用 UVA 曝光後 2～4 小時期間的色素反應作為指標，進而可得一個穩定的數值來計算測試樣品的 PFA 值。相信使用上述方法評價 UVA 防護效果是一種最合適的方法。

曝光 2～4 小時期間的色素黑化不應被認為是 IPD 反應，因為它不同於曝光後的即時反應，且可持續一段時間，這種反應可被認為是**持續性色素黑化（persistent pigment darkening, PPD）（Moyal et al., 2000）**，引起 PPD 的 UVA 最小劑量可被為是 MPPD。

11. PFA 值（protection factor of UVA）：可用 SPF 的方式計算。測定樣品的 Protection factor UVA（PFA）值是所有受試者個體 PFA 值的算數平均數（**Japan Cosetic industry association, 1995**）。所有個體 PFA 值有效結果標準誤差應小於 PFA 平均值的 10%，否則應增加受試者的例數直至符合上述統計學要求。

12. UVA 防護效果的標識方法：UVA 防護產品的表示是根據所測 PFA

值的大小在產品標籤上標識 **UVA 防護等級 PA（protection of UVA）**。PA
等級應和產品的 SPF 值一起標識。PFA 值只取整數部分，按表 6-7 換算成
PA 等級：

表 6-7　PFA 和 PA 的換算

PFA 值小於 2	無 UVA 防護效果
PFA 值為 2～3	PA+
PFA 值為 4～7	PA++
PFA 值為 8 或 8 以上	PA+++

(二)防曬化妝品UVA儀器測定法

　　將防曬化妝品塗抹在透氣膠帶或特殊底物上，利用紫外線分光光度計
法測定樣品在 UVA 區的吸光度值或紫外線吸收曲線，是目前國內外所有
儀器測定法的基本原理。在此基礎上，對測定結果的表達和標示有很多種
方法。

　　1. 星級表示法（Boots star rating system）：最初由 Diffey 提出
（Diffey and Robson, 1989），英國 Boots 化學有限公司（Boots the Chemist
Ltd）建立，又稱 Boots 比質法。此法根據測試樣品對 UVA 吸收的平均值
對 UVB 吸收的平均值之比值，將測試樣品的 UVA 防護效果分為 3～5 個
星級（Boots the Chemist Ltd, 2008），星級愈高代表紫外線防護光譜愈寬，
覆蓋整段紫外線光譜的保護月趨於平衡（如表 6-8）。

　　2. 透射率表示法：澳洲採用的標準，即將測試樣品塗抹在 0.008 mm
薄膜，然後用紫外線分光光度計掃瞄，從 320～360 nm 區間任何一波段的
紫外線透過率如果低於 10%，則此樣品可被為是廣譜防曬。這種方法不
足之處是僅測量了 320～360 nm 這一區間的範圍，不代表完整的紫外線輻
射波段。

表 6-8　Boots star rating system

照光後 UVA/UVB 值	照光前 UVA/UVB 值			
	0～0.59	0.6～0.79	0.8～0.89	≧ 0.9
0～0.56	無	無	無	無
0.57～0.75	無	★★★	★★★	★★★
0.76～0.85	無	★★★	★★★★	★★★★
≧ 0.86	無	★★★	★★★★	★★★★★

3. 吸收度 A 值法：具體方法與紫外線分光光度計法類似，不同點是分別測定 UVA 區各個波段的吸光度值，最後得出測試樣品對 UVA 區的吸光度平均值。根據此值的大小評價樣品對 UVA 的防護效果，一般認為吸光度 A 值大於 1 的情況下，樣品有防護 UVA 的效果。數值愈大，防護效果愈強。

4. 關鍵波長法（critical wavelength method）：由 Diffey 於 1994 年建立（**Diffey, 1994**），防曬劑的紫外線防護性能可以用它的吸收曲線來描述。吸收曲線有兩個最重要的參數，即曲線的高度和曲線的寬度。吸收曲線高度代表防曬劑吸收某一波長紫外線的效能，在一定程度上防曬產品的 SPF 值可以反映出這種特性。曲線的寬度表示防曬劑在多大波長範圍內有吸收紫外線的作用，即是否具有廣譜吸收作用。大多數防曬劑的吸收曲線都有一個共同的特點，即在較短波長（例如 290 nm）時，吸收值較高，隨著波長的增加其吸收值逐漸下降。基於上述觀點 Diffey 提出了**關鍵波長（critical wavelength, λc）**的概念。所謂關鍵波長是指從 290 nm 到某一波長值 λc 的吸收光譜曲線下面積是整個吸收光譜（290～400 nm）面積的 90% 時，這一波長值即為關鍵波長。

上述 90% 是人爲規定的數值，它表示某一防曬化妝品 90% 的吸收紫外線能力是在 290 nm 至 λc 的波長範圍內發揮作用。表 6-8 根據關鍵波長值（λc 的大小），將防曬產品的廣譜防護性能分爲五個等級。

表 6-8　關鍵波長值與廣譜分級

關鍵波長值	廣譜分級（星級）
λc < 325	0
325 ≦ λc < 335	1
335 ≦ λc < 350	2
350 ≦ λc < 370	3
370 ≦ λc	4

關鍵波長在歐美國家應用較多，COLIPA 曾建議歐盟將此法作爲評價防曬產品是否具有 UVA 防護效果的備選方法。1996 年美國 CTFA/NMDA 對此法進行改進，用人造皮膚代替透氣膠帶用於模仿人皮膚表面的紋理特徵；加預照射以測試樣品的光穩定性；不採用原方法廣譜分級系統而僅接受波長 370 nm 作爲判斷產品是否爲寬譜防曬的臨界波長，即如果所測定的 λc 大於 370 nm，則判定所測樣品具有 UVA 防護作用，和 SPF 值一起標示可宣傳寬譜防曬，如果所測定的產品小於 370 nm，則判定該樣品無 UVA 防護作用。美國 CTFA 曾向 FDA 建議改進後的關鍵波長作爲評價產品防護 UVA 效果的表準方法。此方法介紹如下：

(1)儀器設備：Labsphere UV-1000S 紫外線透射分析儀器，單色儀的最大容許帶寬不超過 5 nm，採集透射光線的儀器必須含有積分能力。

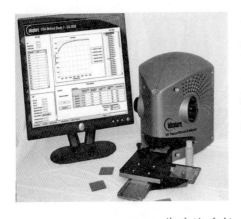
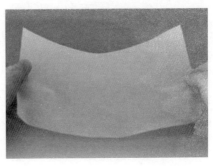

(a) Labsphere UV-2000S 紫外線透射　　　(b) Vitroskin 膠帶
分析儀器

圖 6-4　紫外線透射分析儀器及其基質材料

資料來源：藍菲光學公司

(2)樣品預照射：為了模擬一般使用防曬化妝品的條件，摒除某些產品可能存在的光不穩定性，在關鍵波長值之前，對塗抹樣品的基質進行預照射。預照射光源為氙弧燈（例如，Oriel 1000W 的氙弧燈），其輸出光線經濾光片後，可以模擬到達地球表面的紫外線的光譜。這種光源通常是用來測 SPF 值。預照射劑量為樣品標注的 SPF 值的 1/3 乘上 MED（J/cm^2）。MED 為最小紅斑量，I、II 型皮膚的最小紅斑量平均為 1 J/cm^2。因此，預照射劑量等於 1/3 SPF。

(3)基質材料：可以選用 Naturalamb condeoms、Vitroskin 或 Transpore 膠帶，但使用 Transpore 膠帶時，必須加用透明的支持板。

(4)測試過程：

a. **基質的準備**：以 Vitroskin 為例，將 Vitroskin（合成的膠原纖維構成）模擬皮膚的一面朝上（圖 6-5），放置於 22±2℃、相對濕度 80～90% 的溫箱內，24 小時以上。完全水化後，將其剪成 9 cm ×

10.2 cm 的長方形，放入溫箱內備用。

b. **測試樣品的用量**：測試樣品的用量爲 1 mg/cm^2 或 2 mg/cm^2（對於表面平整的基質，例如 Naturalamb condeoms，用量爲 1 mg/cm^2；對類比皮膚結構的基質用量爲 2 mg/cm^2）。將樣品均勻地塗抹於 Vitroskin 上，然後在 22±2℃的條件下，乾燥 15 分鐘。

c. **吸收值的測量**：測定未塗抹任何樣品時，Vitroskin 之 8 個不同位點的吸收值，作爲基線值。樣品乾燥 15 分鐘後，以 Oriel 1000W 的氙弧燈對塗抹樣品的基質進行預照射。預照射後，立即在與上相同的 8 個位點測量塗抹樣品後的吸收值，經配套軟體處理後可得到相應的關鍵波長值。吸收值的測量使用是 Labsphere UV-2000S 紫外線透射分析儀。

d. **樣品測試數量**：對於每個樣品用五張 Vitroskin 分別測試五次。

e. **關鍵波長值的計算**：使用不規則四邊形整合法計算 290～400 nm 的曲線下面積，然後計算 290 nm 到其後每一個相鄰波長的曲線下面積，並與前者相比，當比值達到或超過 0.9 時的第一個波長值，即爲關鍵波長值。以五次測量的數值，取 95% 的可信賴區間的下限值作爲每種樣品的關鍵波長值。

f. UVA 防護效果的表示和產品標識：關鍵波長值 ≧ 370 nm 表示產品具有 UVA 防護作用，和測定的 SPF 值標註在一起可宣傳寬譜或廣譜防曬；關鍵波長值 < 370 nm 表示產品不具有 UVA 防護作用，產品只能標識 SPF 值。

習題

1. 請說明紫外線對皮膚的光輻射傷害有哪些？
2. 皮膚防曬的對策為何？
3. 請舉一個評估防曬功效的方法。

參考文獻

1. Gies P H, Roy C P, Toomey S, and Mclennan A. 1998. Protection against solar ultraviolet radiation. *Mutat. Res.* 422(1): 15-22.

2. Miller S A, Hamilton S L, Wester U G, and Cyr W H. 1998. An anylysis of UVA emissions from sunlamps and the potential improtance for melanoma. *Photochem. Photobiol.* 68(1): 63-70.

3. Pathak M A. 1982. Sunscreens:topical and systermic approaches for protection of human skin against harmful effects of solar radiation. *J. Am. Acad. Dermatol.* 7(3): 121-123.

4. Japan Cosmetic Industry Association, 1995. Measurement standard for UVA peotection efficacy. Tako.

5. Lowe N J, Dromgoole S H, Sefton J, Bourget T, and Weingarten D. 1987. Indoor and outdoor efficacy testing of a broad-spectrum sunscreen against ultraviolet A radiation in psoralen-sensitized subjects. *J. Am. Acad. Dermatiol.* 17(2): 224-230.

6. Sayre R M, Agin P P, LeVee G J, and Marlowe E. 1979. A comparison of in vivo and in vitero testing of sunscreening formulas. *Photochem Photobiol.* 29: 559-566.

7. Santos E P, Freitas M Z, Souza K R, and Garcia S. 1999. In vitro and in vivo

determinations of sun protection factors of sunscreen lotions with octylmetho-xycinnamate. *Int. J. Cosmet. Sci.* 21: 1-5.

8. USA FDA. Federal register, 1993, 58:28194-28302.

9. German Industrial norm DIN67501.

8. Sunscreen Products-evaluation and classification. Australian Standard, 1986. 2604.

10. Japan Cosmetic Industry Association, 1992. Measurement standard of SPF.

11. Snaellman E, Jansen C, Leszczynski K, Visuri R, Milan T, and Jokela K. 1995. Ultraviolet erythema sensitivity in anamestic (I～IV) and phototested (1～4) Caucasian skin phototypes: the need for a new classification system. *Photochem. Photobiol.* 62(4): 769-772.

12. Diffey B L, Tanner P R, Matts P J, and Nash J F. 2000. In vitro assessment of the broad-spectrum ultraviolet protection of sunscreen products. *J. Am. Acad. Dermatol.* 43(6): 1024-1035.

13. Groves G A. 1973. The selection and evaluation of ultraviolet absorbers. *Aust. J. Dermatol.* 14:21-34.

14. Carrascosa A. 1997. Variation in SPF and waterproofing effect in relation to emulsifier and emollient type. *Cie. Ne. Pharm.* 7(2): 73-78.

15. Herzog B. 2002. Prediction of sun protection factors by calculation of transmissions with a calibrated step film model. *J. Cosmet. Sci.* 53:11-26.

16. Garoli D, Pelizzo M G, Nicolosi P, Peserico A, Tonin E, and Alaibac M. 2009. Effectiveness of different substrate materials for in vitro sunscreen tests. *J. Dermatol. Sci.* 56(2): 89-98.

17. Mansur J S, Breder M N R, Mansur M C A, and Azulay R D. 1986. Correlacao entre a determinacao do factor de protecao solar emseres humanos e por espectrofotometria. *Anal. Bra. Dermatol.* 61:167-172.

18. Kaidey K H, and Barnes A. 1991. Determination of UVA protection factors by means of immediate pigment darkening in normal skin. *J. Am. Acad. Dermatol.* 25(1): 262-266.

19. Moyal D, Chardon A, and Kollias N. 2000. Determination of UVA protection factors using the persistent pigment darkening (PPD) as the end point: calibration of the method. *Photochem. Photoimmun. Photomed.* 16(6):245-249.

20. Diffey B L, and Robson J A. 1989. A new substrate to measure sunscreen protection factors throughout the ultraviolet spectrum. *J. Soc. Cosmet. Chem.* 40:127-133.

21. Boots the Chemist Ltd., 2008. Measuement of UVA:UVB ratio according to the Boots star rating system (2008 revision), Nottingham.

22. Diffet B L. 1994. A method for broad spectrum classification of sunscreens. *Int. J. Cosmet. Sci.* 16:47-52.

第三篇 頭髮用功效性化妝品

　　毛髮、毛囊、皮脂線均為皮膚的**附屬器官（sking appendages）**，毛髮是表皮細胞變化而形成的，具有保護身體和美化容貌的作用。頭髮是位於頭部的毛髮，最主要功用是保護頭部。對於人來說，更重要的是作為人的第二性徵，具有很強的修飾功能，具有可塑性、選擇性和裝飾性，對於頭面部、肩頸部以至整個體態的協調作用顯得更為重要。正常的頭髮應該是色澤正常統一、光滑自然且富有彈性、不油膩也不枯燥分叉。若因日常護理不當、頭髮的各種疾病等造成的頭髮的損傷或頭髮脫落，將會不同程度地影響人的容貌和人的精神。頭髮用功效性化妝品是針對各種影響頭髮頭髮美觀、頭髮功能及頭髮生理及而設計的產品，本篇針對各種頭髮用化妝品功效（頭髮護理、育髮及燙髮）訴求的作用原理、預防對策及該類化妝品功效評估方法，擇其代表性進行介紹。

第七章　頭髮護理化妝品功效評估

　　對護髮劑的定義界限很模糊，至今幾乎有聲譽的化妝保養品生產工廠都在發展具有特色的護髮產品。由於洗髮頻率上升和髮式的變化（長髮增加）、頭髮損傷的意識增加等，使護髮的需求愈來愈多。希望頭髮易於梳理（乾梳、濕梳）、較佳的外觀（光澤、順滑）、較佳的賦形、補救受損頭髮、強化頭髮（定型），來達到調理美髮的作用。

第一節　頭髮結構與特性

一、頭髮的功用

　　從很大程度上來說，頭髮的現狀是人類在進化過程中為了適應自然環境而顯現出的生理性選擇。在遠古時期，人類的祖先猿人的頭髮和普通動物的毛髮完全相同，但隨著人類的進化，頭部的重要性逐漸顯現了出來。人類的頭部成為了有別於其他動物的最大特徵，為了更好地保護頭部，人類的頭髮才得以區別於其他動物的毛髮，成為現在的樣子。整體而言，頭髮的最主要作用是保護頭部。例如，保護頭部不受到陽光的直接照射，緩衝外界對於頭部的衝撞。頭髮除了對人體的健康十分重要之外，更重要的作用就是可以把人裝飾得美麗多姿。

二、頭髮的結構

　　毛髮由毛幹、毛根、毛囊和毛乳頭等組成，結構如圖 7-1 所示（**Miranda-Vilela et al., 2013**）。

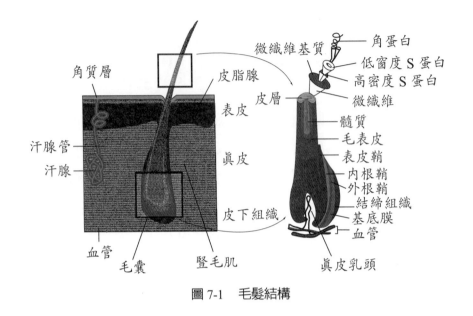

角質層

皮脂腺

表皮

真皮

汗腺管

汗腺

皮下組織

血管

毛囊

豎毛肌

微纖維基質

皮層

角蛋白

低窗度 S 蛋白

高密度 S 蛋白

微纖維

髓質

毛表皮

表皮鞘

內根鞘

外根鞘

結締組織

基底膜

血管

真皮乳頭

圖 7-1　毛髮結構

(一) 毛幹（hair shaft）

　　毛髮露出皮膚表面的部分稱毛幹。毛幹是由無生命的角蛋白纖維組成的，毛幹在發育的過程中逐漸變硬，在離開表皮一段距離之後才完全變硬，因此頭髮類化妝品會在距離表皮近的頭髮上發揮更大的作用，在使用和製作頭髮類化妝品時這個問題是必須要解決的。

　　在顯微鏡下觀察毛乾的結構，從外到裡可分為毛表皮、毛皮質、毛髓質三個部分，如圖 7-2 所示。

1. 毛表皮（cuticle）

　　毛表皮是由扁平透明狀無核細胞交錯重疊成魚鱗片狀，從毛根排列到毛梢，包裹著內部的皮質。這一層護膜雖然很薄，只占整個毛髮的很小比例，但卻具有獨特的結構和重要的特性，可以保護毛髮不受外界環境的影響，保持毛髮烏黑、光澤、柔軟。毛表皮由硬質角蛋白組成，有一定硬度

但很脆，對摩擦的抵抗力差，在過分梳理和使用質量差的洗髮乳時很容易受傷脫落，使頭髮變得乾燥無光澤。

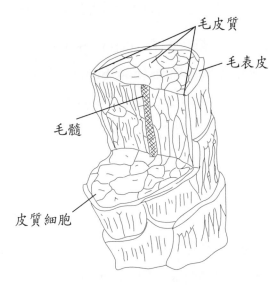

圖 7-2　毛幹的結構

2. 毛皮質（cortex）

毛皮質又稱皮質，位於毛表皮的內側，是毛髮的主要組成部分，幾乎占毛髮總重量的 90% 以上，毛髮的粗細主要由皮質決定。皮質內含角質蛋白纖維，使毛髮有一定的抗拉力，並含有決定毛髮顏色的黑色素顆粒。

3. 毛髓質（medulla）

毛髓質位於毛髮的中心，是空洞性的蜂窩狀細胞，它幾乎不增加毛髮的重量，但可以提高毛髮的強度和剛性，髓質較多的毛髮較硬，但並不是所有的毛髮都有髓質，在毛髮末端或一般細毛如汗毛、新生兒的毛髮中往往沒有髓質。

(二)毛根（hair root）

埋在皮膚下處於毛囊內的部分稱為毛根，毛根深埋在表皮內的毛囊中，毛根的尖端稱為毛球，它下面的部分是毛乳頭。

(三)毛囊（hair follicle）和毛乳頭（dermal papilla）

毛根末端膨大的部分稱為**毛球（hair bulb）**；毛乳頭位於毛球下方的向內凹入部分，它包含有來自真皮組織的神經末梢、毛細血管和結締組織，可向毛髮提供生長所需要的營養，並使毛髮具有感覺作用。

毛球由分裂活躍、代謝旺盛的上皮細胞組成，毛球下層與毛乳頭相對的部分為毛基質，此部分細胞稱為毛母細胞，是毛髮及毛囊的生長區，相當於基底層及棘細胞層，並有黑色素細胞。毛球和毛根由一下沉的囊所包繞，此囊被稱為毛囊。毛囊是由內毛根鞘、外毛根鞘及最外的結締組織鞘構成的，構造複雜，它是一個微小毛髮工廠，為提供毛髮所需營養及染色物的來源。

頭髮的最外層護膜是呈魚鱗狀排列的無核透明細胞。它保護頭髮不受外界侵害，並賦予頭髮光澤。但是護膜層極易受到外界化學物質的破壞。

三、頭髮的化學組成

頭髮的主要化學成分是**角蛋白（keratin）**，占頭髮的 65%～95%（根據頭髮含水量的不同而異）。另外，頭髮中還含有脂質（1%～9%）、色素及一些微量元素如矽、鐵、銅、錳等。微量元素是與角蛋白的支鏈或脂肪酸結合的，不是游離態的。

角蛋白是胺基酸的聚合物，由十幾種胺基酸組成的（見表 7-1）（**Selvan et al., 2013**）。這些胺基酸中包含五種化學元素，分別是碳（50%～51%）、氧（22%～23%）、氮（17%～18%）、氫（6%～7%）和硫

（3%～5%）。存在於角蛋白鏈內和鏈間的各種化學鍵具有賦予頭髮強度及維持形狀的作用。這些化學鍵包括，**醯胺鍵（amide bond）**或**多胜肽鍵（peptide bond）**、**雙硫鍵（disulfide bond）**、**離子鍵（ion bond）**或**鹽鍵（salt bond）**和**氫鍵（hydrogen bond）**。

表 7-1　頭髮角蛋白中胺基酸的含量分布

胺基酸	含量 %	胺基酸	含量 %
半胱胺酸（cysteine）	11.7	天門冬胺酸（aspartic acid）	5.0
絲胺酸（serine）	11.1	丙胺酸（alanine）	4.8
麩胺酸（glutamic acid）	11.1	脯胺酸（proline）	3.6
蘇胺酸（threonine）	6.9	異白胺酸（isoleucine）	2.7
甘胺酸（glycine）	6.5	酪胺酸（tyrosine）	1.9
白胺酸（leucine）	6.9	苯丙胺酸（phenylalanine）	1.4
纈胺酸（valine）	5.9	組胺酸（histidine）	0.8
精胺酸（arginine）	5.6		

　　頭髮的另一重要成分就是水。頭髮中水的含量受環境濕度影響（如圖 7-3 所示），通常占頭髮總質量的 6%～15%，最大時可達 35% 左右，水的存在可以具有降低角蛋白鏈間氫鍵形成程度的作用，從而使頭髮變得柔軟。

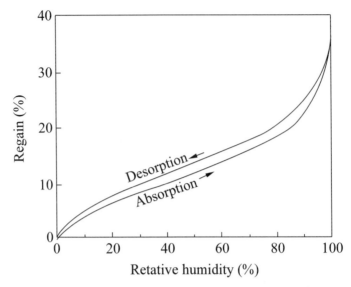

圖 7-3　頭髮在不同濕度下對水的吸收及解吸曲線

四、頭髮的物理性質

頭髮的物理性質很大的程度受生長的部位、年齡及性別等影響。當然，頭髮的粗細和形狀也直接左右其物理性質。一般來說，亞洲人的頭髮粗而直，橫切面爲圓形；白種人的頭髮較細，橫切面爲橢圓形；非洲人的頭髮是捲的，橫切面呈三角形。日本科學家通過對 6 個國家和地區的 20 萬名女性的頭髮進行測定，發現美國和德國女性的頭髮平均直徑爲 50～55 μm；墨西哥爲 5～70 μm；泰國爲 70～75 μm；日本與我國地區爲 80 μm 左右。

(一)力學特性

頭髮是天然纖維中最富彈性的一種，當拉伸一根健康未受損的濕頭髮時，它可以伸長 30%，且能在乾燥後恢復原來的長度。因爲彈性，頭髮能抗拒外力而保持髮的外形、長度不變。

　　頭髮的拉伸強度也較強，斷裂應力可達 150 g。頭髮的典型拉伸應力—應變關係圖如圖 7-4 所示（**Collins and Chalk, 1965**）。很明顯伸長曲線出現三個不同的區域，即**前屈服區**（**pre-yield region**）、**屈服區**（**yield region**）和**後屈服區**（**post-yield region**）。在前屈服區，伸長與應力成正比；在屈服區，伸長迅速增加而應力無明顯變化；在後屈服區，伸長與應力再次成正比，然後髮就會斷掉。頭髮的這三種區域的抗張行為是對頭髮中角蛋白空間結構變化的反映。在前屈服區，角蛋白取 α-螺旋狀（α-helix）的結構；屈服區是 α-角蛋白重新排列變成折疊形 β-角蛋白（β-plated sheet）的過程；在後屈服區，β-角蛋白為優勢形式。實際上，只有第一個區域最重要，因為它代表日常生活中頭髮的應力—應變行為，影響頭髮負載伸長的因素有，包括頭髮中水分含量、頭髮的直徑、溫度、化學處理等造成的頭髮損傷等。

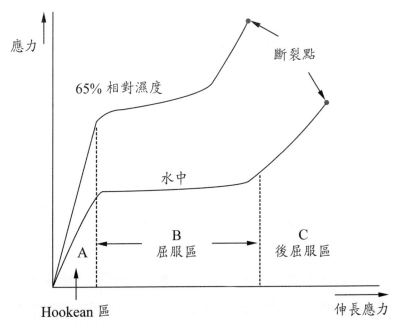

圖 7-4　頭髮在 65% 相對濕度和水中的拉伸應力—應變曲線

(二)摩擦作用

頭髮的**摩擦係數**（**fraction coefficient**）較合成纖維要高。這是由髮表面毛小皮鱗片狀排列的特殊結構造成的。頭髮的摩擦係數隨著髮齡及頭髮的受損而增大，而護髮素等護髮產品中的有效成分如聚矽氧烷等可以具有減小頭髮表面的摩擦係數的作用。另外，頭髮濕摩擦作用比乾摩擦作用高，並隨著相對濕度的增加而增大。頭髮的摩擦作用具有方向性，即由髮根至髮尖方向的摩擦作用較由髮尖至髮根的方向小。這由毛小皮鱗片排列的方向性決定的。

(三)靜電作用

頭髮具有摩擦起電的特性，摩擦乾燥的頭髮，如刷或梳理時，在頭髮上可形成靜電。這種現象在乾燥的氣候裡，尤其容易觀察到。靜電使頭髮相互排斥而不能平整地排列在一起，導致頭髮豎立、**飄浮**（**flyaway**）、蓬開。頭髮的帶靜電性受三個因素的控制，一是髮表面的狀態，一是髮中水分的含量，另一是溫度。當頭髮表面覆蓋有充分的護髮成分如陽離子表面活性劑時，一般不會發生摩擦起電的現象。當頭髮較為濕潤時也很少發生摩擦起靜電的現象。另外，頭髮角蛋白纖維的電阻隨溫度的升高而下降，大約每升高 $10°C$ 電阻下降 5 倍。因而，溫度高時，一般不會出現靜電。

(四) 光澤

頭髮的光澤對美觀有很重要的作用。不發光物質的光澤是由於反射發光物質的光線而形成的。反射表面愈平坦，則反射效果愈好，即愈顯得有光澤。因此當頭髮整體排列有序、髮表層相對平坦時，頭髮就顯得有光澤。相反，當頭髮表面受損而變得粗糙時，會很大程度上引起光散射，使頭髮失去光澤（如圖 7-5 所示）。

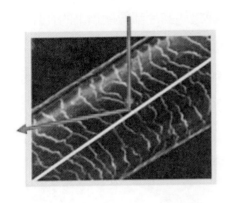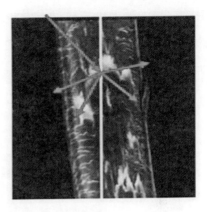

圖 7-5　頭髮表面平滑度對光反射的影響

五、頭髮的損傷

　　隨著時間的推移，頭髮不可避免地受到外界因素造成的損傷，從而發生物理化學性質上的變化。當用同等的力來拉相同數量的頭髮時，拉斷遠離髮根 31〜40 cm 處髮所需要的時間只是新髮（1〜10 cm 處）的 30% 左右。可見頭髮的**拉伸強度（tensile strength）**隨著髮齡而明顯減弱。

　　頭髮損傷的表現還不止於此，造成頭髮損傷的外界因素也是多種多樣的。大致可以分成下列幾種類型。

(一) 物理損傷

　　物理損傷是指外力對頭髮造成的損傷，造成頭髮的外力之一是梳理頭髮時梳子帶來的牽引力和梳齒造成的摩擦力。雖然頭髮很強韌，但在過度的梳理或梳理不當時，以及當頭髮濕並有不同程度纏結時梳理，仍會損傷頭髮。當頭髮表面很不光滑而不易梳理時，尤其容易發生這種損傷。另外，使用密齒金屬梳子也會增加梳理損傷的機會。逆向梳理更是有害，

由於它是逆著毛小皮排列方向梳理，而這些鱗片都像屋頂上的瓦片沿毛幹向髮尖排列，一旦頭髮被倒梳時，這些層疊的鱗片會上翹（如圖 7-6(a) 所示）；而進一步通過這些鱗片時，它們就會被剝落（如圖 7-6(b) 所示）（**Reich et al., 2009**）。

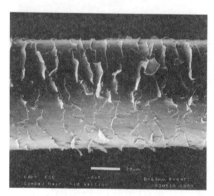 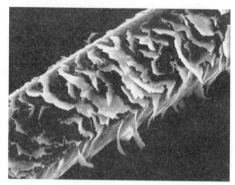

(a) 因逆梳理而翹起的毛小皮　　　　(b) 毛小皮部分剝落的頭髮

圖 7-6　因逆梳理造成頭髮的物理性傷害

造成物理損傷的外力還包括尖物引起的削割力，例如用剃刀刮髮或用鈍的剪刀剪髮等，都會使毛小皮受損甚至剝落。用鈍剪刀剪出的頭髮，往往有著長長的鋸齒狀邊緣，這種頭髮的毛小皮鱗片非常容易被進一步損壞。這就是為什麼理髮師一定要用質量極好的鋼剪刀。

(二)化學損傷

化學損傷指由發生在頭髮中的化學反應中引起組成頭髮的角蛋白的結構變化而造成的損傷。事實上，在日常的美髮過程中，燙髮、漂白和染髮都在一定程度上損傷頭髮。而引起化學反應的物質包括**燙髮劑**（**permanent wavong agent**）、**直髮劑**（**hair straightener**）、**染髮劑**

（**hair dye**）和**漂白劑**（**hair bleacher**）等。

這些化學物質都是通過穿透毛小皮進入毛皮質而起作用的，毛小皮會首當其衝地受到損傷。毛小皮最外層的疏水性保護膜—脂肪酸層（F-layer）首先被分解而脫離，繼而毛小皮出現許多微小的空洞，最終毛小皮變得粗糙並容易出現剝蝕。化學損傷後頭髮因失去了最外層的疏水性保護膜，表面變得比較親水，所以頭髮上水珠迅速消失（圖 7-7）。

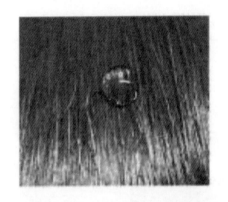 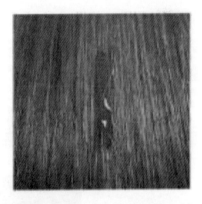

(a) 健康頭髮是疏水性，頭髮上的　(b) 漂白後的人類頭髮是親水性，
　　水珠不易滲透　　　　　　　　　　頭髮上的水珠迅速消失

圖 7-7　化學處理對頭髮疏水保護層的影響

除此之外，這些化學處理都不可避免地會改變毛髮的表面及內部的結構，比如引起頭髮中蛋白質流失、結晶度下降等。就燙髮和直髮而言，為了改變頭髮的形態，先用還原劑打破頭髮角蛋白結構中的自然鏈接的雙硫鍵，然後再通過過氧化劑將在新的位置上重新組合，從而造成頭髮的強度和彈性的下降。漂白和染髮也會改變頭髮的結構，因為染髮劑和漂髮劑必須透過毛小皮進入毛皮質，在毛皮質中發揮作用，一定程度的化學損傷就不可避免了。永久性染髮是通過將氧化染料滲透到頭髮內部，並在氧化劑

的作用下發生氧化聚合，生成高分子色素而染色。脫色也是通過將漂白劑與頭髮中的黑色素發生氧化反應而完成。這些化學反應都同樣不可避免地會改變毛髮的內部結構，從而損傷頭髮。圖 7-8 的電顯圖顯示反覆燙髮而造成的毛小皮損傷（**Omi and Kawana, 2013**）。漂染後的頭髮有含水量降低，拉伸強度下降，彈性和韌性下降等物理特性的改變。化學損傷可以使頭髮中的蛋白質更易流失。

表 7-2　化學處理對頭髮中蛋白質流失的影響

處理方法	蛋白質流失* /（mg/g 頭髮）	處理方法	蛋白質流失* /（mg/g 頭髮）
無處理（比較組）	2.62 ± 0.19	脫色	6.65 ± 0.81
燙髮	6.24 ± 0.41	燙髮加脫色	9.00 ± 0.74

*：將 200 mg 頭髮在 10 ml 蒸餾水中搖晃 4 小時，重複 3 次取平均值。

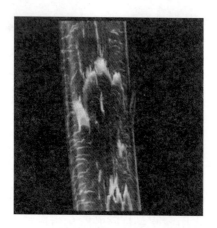

圖 7-8　過度燙髮造成的毛小皮的損傷

(三)熱損傷

　　熱損傷是熱吹風或電燙時溫度過高而引起的頭髮損傷。頭髮所含水分

的多少對頭髮健康狀況是十分重要的。高溫首先可以使頭髮中水分揮發，使頭髮乾燥脆弱、易斷裂。電吹風和其他加熱裝置可以使頭髮的角蛋白變軟，過高的溫度下的熱處理還可以使髮內形成水蒸氣，以至頭髮發生膨脹，甚至形成**泡沫狀髮（bubble hair）**。這時的毛髮是很脆弱的，很容易斷裂。

(四)日光損傷及氣候老化

日光中的紫外線輻射也可引起頭髮結構的變化和**光降解（photodegradation）**。頭髮暴露於紫外線輻射後，黑色素會因受到氧化而發生褪色現象，這是陽光的漂白作用。日光還可使角蛋白中的胱胺酸、酪胺酸和色胺酸等基團發生降解，結果頭髮逐漸脆弱變乾。隨然陽光能打斷氨基酸組間的化學連接，特別是碳原子和硫原子間的連接，但是不會影響雙硫鍵和氫鍵的連接，因此髮型在陽光下基本不受影響。

除日光外，其他環境因素如雨和潮濕、海水和汗液中的鹽類、游泳池中的化學物質、空氣污染等都可能對頭髮造成一定程度的損傷。這類型因素引起的頭髮損傷統稱頭髮的氣候老化。

受過損傷的頭髮中摸上去感覺**「髮硬」「粗糙」「沒有彈性」「不易梳理、易斷髮」**等。這些都是頭髮物理化學特性變化的表觀現象。實際上，受損傷的頭髮含水量降低，拉伸強度下降，彈性及韌性下降，顏色和光澤損失，表面紋理變得粗糙等物理特性的變化。由圖 7-9 曲線可以看出，物理和化學損傷的頭髮的含水量明顯低於未受損的頭髮。乾燥、缺乏水分又會進一步促使頭髮的剝蝕，形成惡性循環。頭髮受損後光澤度的下降主要是由於髮表面變得粗糙，對光的反射程度降低而造成的。

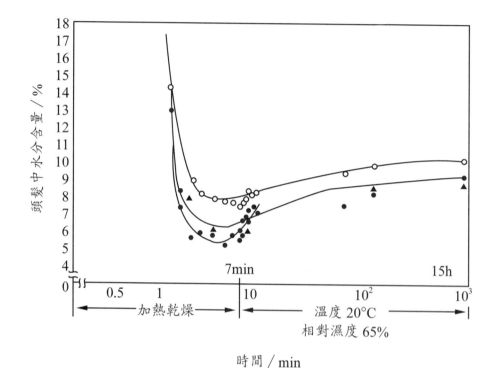

○未受損的頭髮；▲由梳理受損的頭髮；●由脫色而受損的頭髮

圖 7-9　加熱過程中頭髮中水分的變化比較

　　通常頭髮損傷的發生是一步步逐漸產生的，如頭髮變得脆弱、毛小皮局部脫落，到毛小皮完全脫落、毛皮質裸露（圖 7-10(a)），進一步發展成髮幹分叉（圖 7-10(b)）、頭髮斷裂（圖 7-10(c)）、髮梢分叉開裂（圖 7-10(d)）等（**Dibianca, 1973**）。

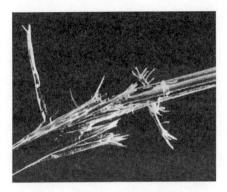

(a) 毛小皮脫落、毛皮質裸露的頭
　　髮

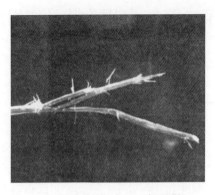

(b) 因受損而分叉的頭髮

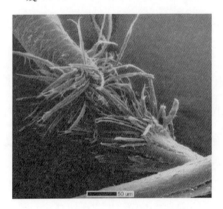

(c) 因受損而斷裂的頭髮

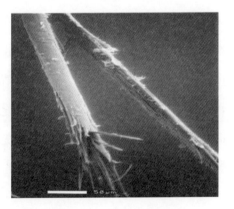

(d) 分叉裂開的髮梢

圖 7-10　　各種頭髮損傷圖像

　　總之，頭髮的損傷嚴重影響美觀，為人們生活帶來煩惱，甚至直接影響人們心理健康狀況。另外，頭髮在經過類似於燙髮、染髮、漂白等化學處理，在一定程度上已經受損，這也是日常美髮處理過程中最大的風險。經常使用優質的護髮產品是保持頭髮良好狀態，是唯一且有效的辦法。

第二節　髮用化妝品作用原理

一、髮用化妝品的分類

(一)洗髮用品類

　　洗髮用品類包括洗髮精、二合一洗髮精和去屑洗髮精三大類。其中，洗髮精和二合一洗髮精主要區別在於是否清洗的同時提供一定程度的護髮或調理效果。去屑洗髮精則具有洗髮和去除或減少頭皮屑的雙重功能。去頭皮屑的有效成分既可以被加到洗髮精，也可以被加到二合一洗髮精中。因此，去屑洗髮精也可以同時具有護髮的功能。另外，還有嬰幼兒專用的洗髮精等。在市場上，消費者應根據自己的頭髮狀況和需要而選擇不同類型的洗髮精。洗髮用品類包括洗髮精和二合一洗髮精兩大類。主要區別是否在清洗的同時提供一定程度的護髮或調理效果。在市場上，消費者可根據自己的髮質選擇不同護髮效果的洗髮精，例如適用正常頭髮的、乾性頭髮的、油性頭髮的、燙髮的、染髮的等。

(二)護髮用品類

　　護髮化妝品大致可以分爲沖洗型護髮素、焗油髮膜、免洗型護髮素及噴霧免洗型護髮素等幾類。各類護髮產品特點如表 7-3 所示。沖洗型護髮素的特點是通過用水沖洗可將護髮成分成功均勻地分布在全體頭髮上。焗油髮膜中的護髮成分含量更高，因此護髮效果最強。免洗護髮素則具有可以任何時候、任何場合都可以使用的特點，不需要額外的沖洗步驟。另外，它既可以用於全部頭髮，又可以以有選擇性地用於局部頭髮的護理。噴霧免洗型護髮素一般用於輕度的護髮，具有和免洗型護髮素同樣使用方便的特點。

表 7-3　護髮素的分類

類別	形式	特點	產品實例
焗油髮膜	沖洗型	產品中護髮成分含量高，適合於嚴重受損頭髮的加強護理	潘婷防分叉焗油髮膜
沖洗護髮素	沖洗型	適合日常全體頭髮的均勻護理，是目前最常用的護髮產品	潘婷潤髮精華素、沙宣保濕髮露、海飛絲去屑潤髮精華露、潤妍倍黑中草藥潤髮露
免洗型護髮素	免洗型	不需水洗，可用於乾髮或濕潤、全體或局部頭髮的護理	潤妍妍黑中草免洗潤髮露、潘婷防毛燥免洗潤髮露
噴霧免洗護髮素	噴霧免洗型	使用方便，可用於乾髮或濕髮、全體或局部頭髮的輕度護理	潤妍倍黑中草藥滋潤噴霧、飄柔免洗柔潤護髮素

二、髮用化妝品的作用原理

(一)洗髮精的作用原理

　　洗髮精的作用是清洗和除去頭髮及頭皮表面的油污、灰分及定型產品的殘留物等，以保持頭髮及頭皮的清潔衛生（**Treub, 2002**）。清洗作用來源於洗髮精中所含的表面活性劑。表面活性劑是一類既含親水性基團又含親油性基團的物質。在洗髮過程中，親油性的尾部與皮脂或其他油污相結合，而親水性的頭部則留在水中。在多個表面活性劑分子所形成的膠束的作用下，油污被強行地拉入並懸浮在水中，從而被清洗掉（圖 7-11）。表面活性劑還可以作用於空氣和水的界面，幫助形成內含空氣的水的薄膜豐富，即泡沫。泡沫的形成又可以進一步幫助增大表面活性劑與頭髮的接觸

面積,從而達到更好的清洗效果。

(二)二合一洗髮精的作用原理

　　二合一洗髮精的作用原理是在清洗的同時,提供護髮效果,原理如圖 7-12 所示。它是通過將護髮成分是懸浮在清洗劑中來完成的。這些不溶於水的護髮成分需要通過使用有效的懸浮劑來穩定地懸浮在洗髮精中。在沖洗的過程中,護髮素成分被釋放出來,並存積在頭髮上而達到護髮的作用。

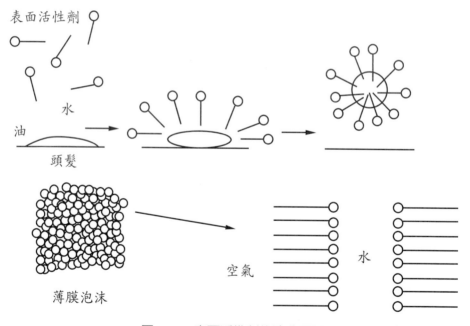

圖 7-11　表面活性劑的清洗原理

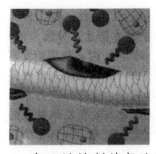 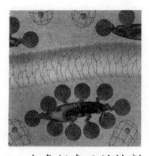 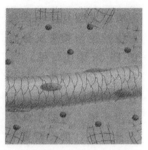

(a) 表面活性劑的親油
　　性尾部與油污結
　　合，親水性頭部則
　　朝向水的方向

(b) 在多個表面活性劑
　　分子所形成的膠束
　　作用下，油污被拉
　　入水中，從而被清
　　洗掉

(c) 懸浮在洗髮精的護
　　髮素成分釋放出
　　來，並附著在頭髮
　　上

圖 7-12　二合一洗髮精的清洗及護髮過程

(三)護髮素的作用原理

　　護髮的基本原理是將護髮的成分附著在頭髮表面、潤滑髮表層，減小摩擦力，從而減少髮生因梳理等引起的頭髮損傷的機率（**Trueb, 2002**）。另外，護髮的成分形成的保護膜可以減緩因濕度變化而帶來的頭髮內水分含量的變化。首先，當環境濕度從低（33%）變高（80%）時，頭髮內水分會增加。與只用洗髮水相比，使用護髮素的頭髮其水分增加量相對減少，也就是說護髮素可以防止頭髮過分地吸濕。過分的吸水會引起頭髮內但蛋白質間氫鍵的破壞，使原有的髮型及體積發生變化，並可能產生梳理困難等現象。防止頭髮過分地吸濕對保持髮型及頭髮易梳理性是很重要的。當環境濕度從高（80%）降為低（45%）時，使用護髮素又可減少頭髮內水分的流失。只用洗髮水洗過的頭髮水分流失較快，最終的流失量較多；經過護髮素護髮後，頭髮中水費流失較慢，最終流失量較少。保持一定的水分、防止頭髮過度乾燥，有助於減少因濕度降低而造成頭髮靜電增加、亂髮及飄髮等發生機率。由此可見，護髮素具有明顯保持頭髮內水分

含量穩定的效果，對於染髮後的頭髮是十分重要。

　　常用護髮素有效成分有聚矽氧烷類、陽離子表面活性劑及油性化合物等。對於因受損而毛小皮殘缺的頭髮，護髮素成分可以發揮將缺陷部分補平的作用，這是所謂的修補作用（圖 7-13）。護髮素的另一作用是防止或減少頭髮的靜電現象發生。用梳子或刷子梳理乾的頭髮容易使頭髮上產生靜電荷，在天氣乾燥時這種現象尤其多見。通過使用護髮素使得頭髮表面變光滑了，減少頭髮與梳子間的摩擦，進而減少靜電發生的機率，有效控制頭髮的飄飛。由掃瞄電顯圖（圖 7-14）顯示經過護髮素處理的頭髮上存在著由護髮成分形成的保護膜層，使髮表面光滑，毛小皮稜角不分明（**Reich et al., 2009**）。

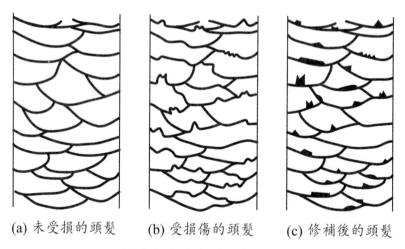

(a) 未受損的頭髮　　(b) 受損傷的頭髮　　(c) 修補後的頭髮

深色部分代表護髮素成分

圖 7-13　受損傷頭髮的修補模式

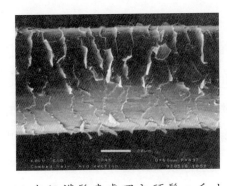 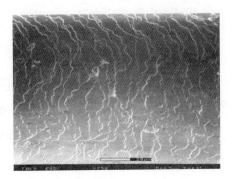

(a) 未經護髮素處理之頭髮：毛小 (b) 經過護理素處理後的頭髮：髮
皮邊緣的稜角清晰可見 　　　表面變得平滑

圖 7-14　頭髮表面的電子掃瞄顯微鏡圖像

　　護髮素護理過的頭髮表面光滑，無論是乾髮還是濕髮，都變得滑潤、柔軟、易於梳理而不會纏結，這樣一來，減少頭髮受損傷的機率。對於乾枯的、受損的頭髮或經燙髮和染髮等化學處理過的頭髮而言，用護髮素可以防止頭髮損傷的進一步加劇，不使髮質繼續變壞。

第三節　髮用化妝品功效評估

　　洗髮精、護髮素等髮用化妝品的功效評估一般主要集中在護髮效果上。護髮效果的好壞具體可以由幾個方面：(1) 頭髮是否不乾枯、沒有靜電；(2) 頭髮是否易於梳理；(3) 頭髮是否柔軟、順滑、濕潤；(4) 頭髮是否沒有飄髮及亂髮，易於整理及成型；(5) 頭髮是否有光澤；(6) 頭髮是否強壯、不易斷裂。

　　使用化妝品的功效評估方法可以大致上分為儀器測定及感官試驗法。在此著重在儀器測定的評估方法。

一、頭髮的靜電測定

頭髮的靜電多少是評估護髮效果的重要指摽之一。頭髮的靜電測定有測定髮束樣品的電位圖 7-15(a)（**Lunn and Evans, 1977**）及施加一定電壓後測定頭髮放電速度（**Maddin et al., 1990**）兩種方法。經過護髮產品處理後的髮束的帶電壓比只經過洗髮精處理的髮束要低得多，有時可以達到一半或三分之一的程度。這種差異通過視覺比較有可以觀察到（圖7-15(b)）。

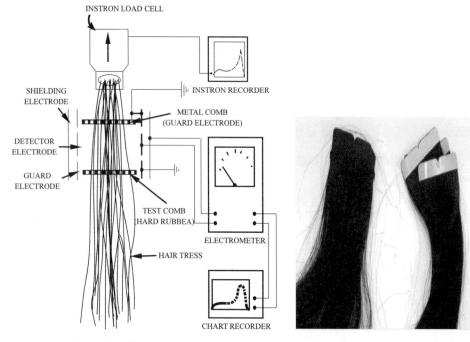

(a) 使用電位計測定頭髮的靜電

(b) 經洗髮精處理的髮束（左）；
　　經護髮素處理的髮束（右）

圖 7-15　頭髮靜電的測定

二、頭髮梳理性的測定

　　頭髮在使用二合一洗髮精或護髮素等髮用化妝品後，梳理性應有明顯改進。頭髮梳理性的測定就是在頭髮乾態和濕態兩種狀態下，通過測定機械梳子在梳理頭髮過程中所遇到的阻力及阻力的變化情況，來判斷頭髮梳理特性的好壞。梳理力愈小，則表示頭髮的梳理性愈好（**Garcia and Diaz, 1976**）。頭髮梳理性的測定可以通過使用張力計梳理性測定儀來完成（圖 7-16(a)）。基本原理為是測定梳過一定長度和質量的頭髮束所需的力。測試時將頭髮髮束懸掛於負載槽中，將梳子安裝在張力計的可動部分，然後測定其從上到下移動時所產生的力。測試後，所得梳理力模式如圖 7-16(c)、(d) 所示。由圖可得四類有用的數據，即 (1) 頭髮束的整體平均梳理力；(2) 除髮梢外的髮束主體平均梳理力；(3) 髮梢外的峰值力；(4) 髮梢外的平均力。一般來說，頭髮束的整體平均梳理力及髮梢處之峰值力有較為廣泛的應用。但也可根據具體目的的不同來決定選用哪一個數據。

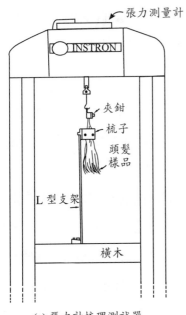

(a) 張力計梳理測試器

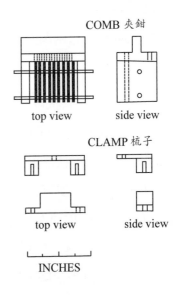

(b) 測量用夾鉗及梳子頂端及測邊圖示

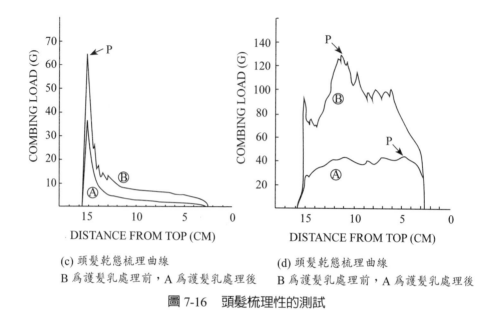

(c) 頭髮乾態梳理曲線
B 爲護髮乳處理前，A 爲護髮乳處理後

(d) 頭髮乾態梳理曲線
B 爲護髮乳處理前，A 爲護髮乳處理後

圖 7-16   頭髮梳理性的測試

三、頭髮柔軟、順滑性的測定

影響頭髮柔軟、順滑性的要素主要有兩個，即爲頭髮表面的摩擦力及頭髮本身的剛度。這兩個要素可通過兩個相應的方法來測定。

(一)摩擦力試驗

頭髮摩擦力的測試可利用微觀摩擦磨損測量器 CETR UMT-2（圖 7-17(a) 所示）來測定不同髮質頭髮及頭髮不同部位的摩擦係數（**Tamg et al., 2007**）。將頭髮樣品與正方形桃木試樣爲平面接觸，接觸載荷爲 0.2 N，採用單向平移滑動摩擦方式，將布有頭髮的玻璃片水平放置在靜止的工作台上，桃木摩擦偶件作相對滑動，有效滑動距離和滑動速度分別爲 20 mm 和 2 mm/s 試驗機通過應變傳感器測量桃木與頭髮之間的摩擦力和摩擦係數，收集摩擦信號，採樣距離爲 4 μm。在有效滑動距離內共收集 5000 個數據，對每個頭髮試樣重複測試 3 次，對每次測得的摩擦信號在

有效區間內計算平均值，作爲該次測試的摩擦數值，取 3 次測試結果的平均值作爲該頭髮試樣的摩擦係數測試結果如圖 7-17(b) 所示。

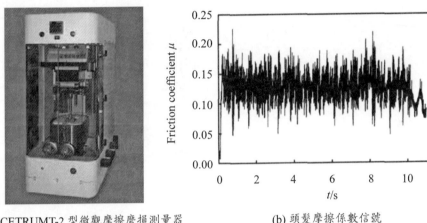

(a) CETRUMT-2 型微觀摩擦磨損測量器　　　　(b) 頭髮摩擦係數信號

圖 7-17　　頭髮摩擦力的測定

(二)純彎曲試驗

　　純彎曲試驗主要是通過測定頭髮的彎曲剛度用來評價其柔軟性（**Mamada and Nakamura, 2007**）。本法使用純彎曲試驗機（KES-FB2, Kato Tech.），按以下方法操作圖 7-18 所示。取兩只並開間隔 10 mm 的夾子夾住斷面幾乎近圓形的髮尖 50 根，按 0.5 mm 的間隔平行排列（圖 7-18(a)）。用固定夾頭夾住頭髮的一端，用移動夾頭夾住另一端，以每秒 0.5 cm 的速度彎曲至最大曲率 2.5 cm 處，同時連續測定彎曲力矩。彎曲至最大曲率後，反轉移動夾頭直到回復到原來位置（圖 7-18(b)、(c)）。得到曲率─彎曲力矩曲線，如圖所示。從曲線斜率（B）可以求出彎曲剛度，從幅度（2HB）可以求出滯後幅度（圖 7-18(d)）。

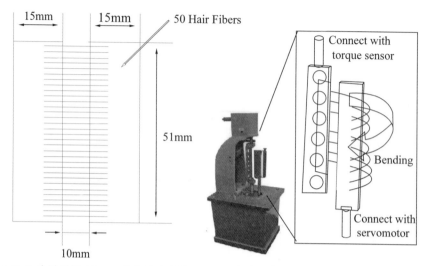

(a) 兩只並開間隔 10mm 的夾子夾住斷面幾乎近圓形的髮尖 50 根

(b) 使用純彎曲試驗機測定頭髮彎曲力

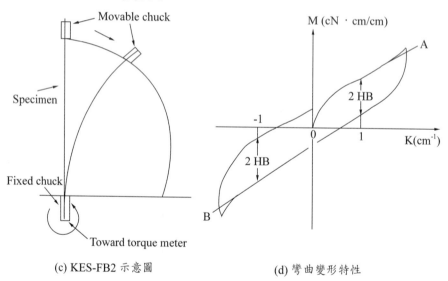

(c) KES-FB2 示意圖

(d) 彎曲變形特性

圖 7-18　頭髮彎曲力的測定

四、頭髮飛髮、毛燥的測定

　　頭髮飛髮、毛燥的測定可通過圖像分析法來完成，如圖 7-19 所示。圖像分析系統由白色背景板、照明燈、樣品夾架、高分辨率數位照相機

（例如 HC-2500 3-CCD, Fujifilm Co. Tokyo, Japan）和一台微機組成。其中，樣品夾架置於背景扳和數位照相機之間，測試前將樣品夾在夾架上，距離背景板約 40 cm，離相機的距離爲 80 cm 左右。測試時先對頭髮樣品拍照，然後將所得圖像輸入微機，並使用相應的軟件（例如 Optimas v. 6. 2, Media Cybernetics of Silver Springs, Maryland, USA）進行圖像分析。所得圖像的典型如圖所示。通過此法可以測出飛髮、毛燥在整體頭髮中所占的比例。一般來說，護髮效果愈好，頭髮中飛髮和毛燥的比例愈小。

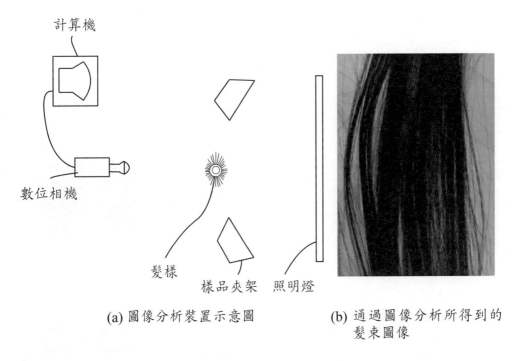

(a) 圖像分析裝置示意圖　　　　(b) 通過圖像分析所得到的髮束圖像

圖 7-19　頭髮的圖像分析

五、頭髮光澤的測定

　　頭髮的光澤是反映頭髮護理狀態的一個重要標誌，愈有光澤就說明頭髮的護理狀態愈好，反之則說明頭髮受損嚴重。頭髮光澤可通過測量頭

髮表面反射光的強度來測定，目前可使用測量反射光強度的儀器有**光澤計（gloss meter）**及**測光角計（goniophotometer）**。

(一)使用光澤計（gloss meter）測定法

　　光澤計由光源和受光器組成，測試時用光以一定角度對頭髮的光澤進行照射，由受光器在同樣角度對光進行捕捉。儀器根據反射光的強度自動推測出光澤度或是藉由 digital camera 捕捉反射光影像再進行光強度定量（圖 7-20）（**McMullen andJachowicz, 2003**）。

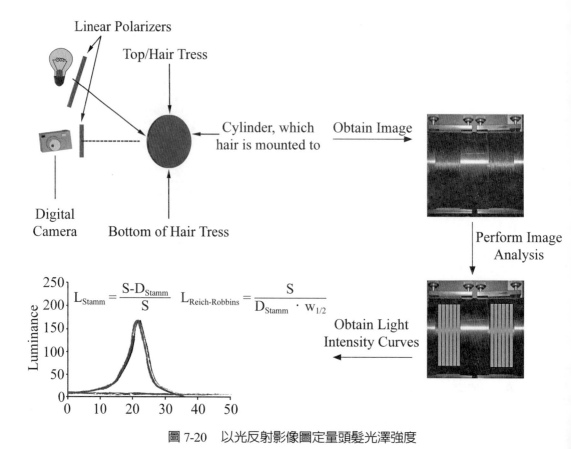

圖 7-20　以光反射影像圖定量頭髮光澤強度

(二)使用測光角計（goniophotometer）測定法

　　測光角計能夠在相當大的角度範圍內對光進行檢測。這是因為它的可動式檢測器可以按事先設計好的路線而移動，從而比較完整地反映頭髮表面對光的反射。在檢測範圍內的反射光量的增加代表頭髮光澤的改善（圖7-21）（**Stamm et al., 1977**）。通過對未經處理和經護髮品處理的頭髮樣品的比較，就可以評價該產品對頭髮光澤的改善的效果。

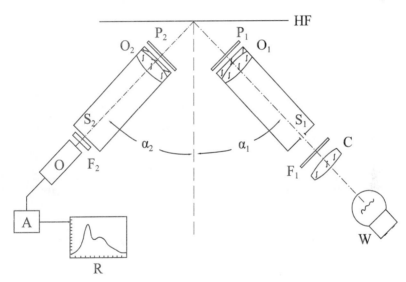

(a) 頭髮光澤測光角計檢測原理

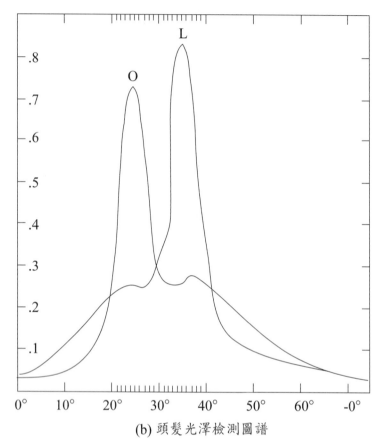

(b) 頭髮光澤檢測圖譜

圖 7-21　以測光角計定量頭髮光澤強度

六、頭髮拉伸強度的測定

　　頭髮的強度與其受損的程度及護髮化妝品的護髮效果有很大的關係。頭髮的強度一般可通過應力應變的測試來評價（**Persaud and Kamath, 2004**）。拉伸試驗可在張力計上進行。頭髮的典型拉伸應力─應變曲線已於圖 7-4 所示。對頭髮的拉伸強度，可以使用曲線上的數據，用以下幾種方法評估：(1) 通過測定屈服點處的應力來進行判斷；(2) 通過測定頭髮根部和髮梢部的屈服點應力來進行比較判斷；(3) 通過測定頭髮伸長 20% 時

的應力來進行判斷；(4) 通過測定頭髮斷裂點的應力來進行判斷。

　　在此介紹使用頭髮多功能測試系統 MTT175 進行單根頭髮髮試樣（圖 7-22），因此在測試中需要一定的採樣數，以保證測試的精確度。同時，在一定數量的頭髮中，對於頭髮之間粗細不同而引起的偏差，必須加以校正和排除。另外，由於環境的溫度和濕度對頭髮的力學特性有很大影響，此項測試工作應在恆溫恆濕實驗室內進行。此外，該儀器可以測試多種頭髮的機械物理性功能（**梳理特性、摩擦特性、拉伸特性、柔順特性、抗彎特性**等），評價發用產品的功效，選擇合適的產品配方。

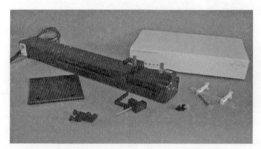

頭髮多功能測試系統 MTT175

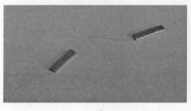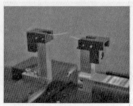

單根頭髮的拉伸測試

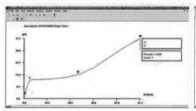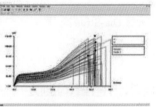

單根頭髮的拉伸測試曲線　多根單根頭髮的拉伸測試曲線

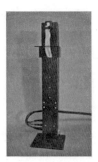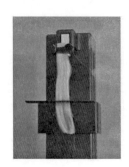

頭髮的梳理性測試

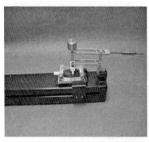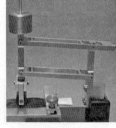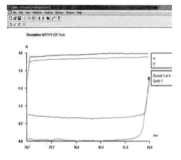

頭髮的摩擦性能／摩擦　平行四邊形加載示
係數 COF 測試　　　　意圖

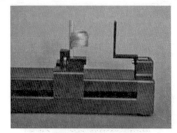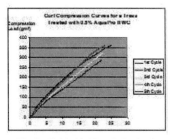

捲曲壓縮特性測試　　　捲曲壓縮特性測試曲線

圖 7-22　頭髮多功能測試系統 MTT175 測定頭髮拉伸強度

資料來源：英國 Dia-Stron 公司

七、頭髮水分含量的測定

　　頭髮中水分含量的多少與頭髮的受損程度有一定的關係。一般來說，

受損程度愈高，頭髮中的水分愈易流失。因此，頭髮水分含量的測定可以用檢測頭髮健康程度的一個方法。頭髮水分含量的測定方法以許多，包括質量法、卡爾‧費休法、熱分析法（DTA、DSC、TG 法）、高頻容量法、近紅外線反射法、核磁共振法、動態蒸汽吸附法（DVS）等。

　　在此介紹以**差示掃瞄熱量儀（differential scanning calorimter, DSC）**（圖 7-23 所示）方式進行頭髮水分檢測（Belletti et al., 2003），差示掃瞄熱量儀可以將樣品和參考物置於可作等速升降溫速率，或維持恆溫的加熱爐中，並通以穩定流速的氣體（例如氦氣）使爐體內的氣體環境維持恆定，測定樣品在定溫速率下加熱或冷卻，或以恆溫的方式進行下，其熱焓量的變化能以連續地以「能量差—**熱流差（heat flow）**」的函數形式記錄下來。當樣品發生熔融、蒸發、結晶、相轉變等物理或化學變化時，常會伴隨吸熱或放熱反應，使樣品與參考物間產生溫度差或熱阻抗值的差，熱分析圖譜中將會出現吸熱或放熱帶，進而可推測樣品之性質。Belletti 等人利用 DSC 評估髮用化妝品對於受損頭髮及未受損頭髮的保水能力（Belletti et al., 2003）。測試一及測試二是評估受損頭髮（漂白）經髮用化妝品處理後，不去除髮用化妝品的 DSC 結果（圖 7-24(a)）；測試三及測試四則是評估一般頭髮（未受損）經髮用化妝品處理後，去除髮用化妝品（水洗）的 DSC 結果（圖 7-24(b)）。將吸熱的波峰（peak）換算成水蒸發的 ΔH 值（$\Delta Hvap$）即可確認髮用化妝品對於受損頭髮及未受損頭髮均能提升頭髮的保水能力（表 7-4）。

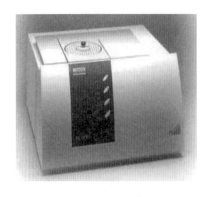
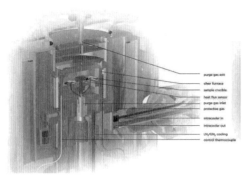

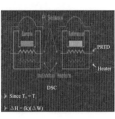
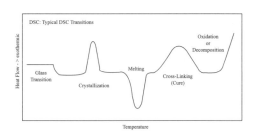

圖 7-23　以熱量計定頭髮水分

資料來源：中美科學股份有限公司

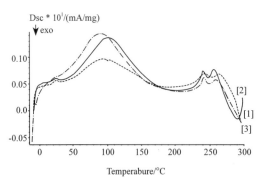
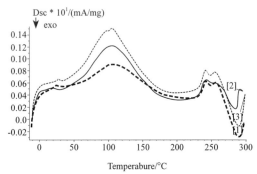

(a) 漂白頭髮經髮用化妝品處理後的 DSC 曲線。[1] 為漂白頭髮未經處理（……），[2] 為測試一（———），[3] 為測試二（—·—·—）。

(b) 未受損頭髮經髮用化妝品處理後的 DSC 曲線。[1] 為未受損頭髮未經處理（……），[2] 為測試三（-------），[3] 為測試四（———）。

圖 7-24　受損頭髮及未受損頭髮經髮用化妝品處理後的 DSC 曲線圖

表 7-4 受損頭髮及未受損頭髮經髮用化妝品處理後，DSC 曲線的水蒸發 ΔH 值

處理方式	水的 ΔHvap（平均值）J/g
受損頭髮（漂白）未經髮用化妝品處理	146±13
測試一，未去除髮用化妝品	210±5
測試二，未去除髮用化妝品	268±8
未受損頭髮（一般）未經髮用化妝品處理	164±19
測試三，去除髮用化妝品	192±7
測試四，去除髮用化妝品	231±2

習題

1. 請說明造成頭髮損傷原因有哪些？

2. 洗髮精及護髮素的作用原理為何？

3. 請舉一個評估護髮效果的方法。

📖參考文獻

1. Miranda-Vilela A L, Botelho A J, and Muehlmann L A. 2013. An overview of chemical straightening of human hair : technical aspects, potential risks to hair fibe and health and kegal issues. *Int. J. Comset. Sci.* 1-10.

2. Selvan K, Rajan S, Suganya T, Parameshwari G, and Antonysamy M. 2013. Immunocosmeceuticals: An emerging trend in repairing human hair damage. *Chronicles of Young Scientists* 4:81-85.

3. Collins J D, and Chalk M. 1965. The stress-strain behavior of dimension and structurally. *Text. Res. J.* 35:777.

4. Reich C, Su D, and Kozubal C. 2009. Hair conditioners. pp:407-425,

Handbook of Cosmetic Science and Technology, 3rd edition.

5. Garcia L M, and Diaz J. 1976. Combability measurements on human hair. *J. Soc. Cosmet. Chem.* 27:379.

6. Mamada A, and Nakamura K. 2007. A study of the volume and bounce decrease in hair with aging using bending elasticity measurementss. *J. Cosmet. Sci.* 58:485-494.

7. Tang W, Zhu H, and Lu C J. 2007. Tribological testing of human hair. *Trobol.* 27:588-591.

8. Omi T, and Kawana S. 2013. Adverse effects of permanent waving and hair relaxation- assessment by scanning electron microscopy (SEM). *J. Cosmet. Dermatol. Sci. Appl.* 3:45-48.

9. Dibianca S P. 1973. Innovative scanning electron microscopic techniques for evaluating hair care products. *J. Soc. Cosmet. Chem.* 24:609-622.

10. McMullen R, and Jachowicz J. 2003. Optical properties of hair: effect of treatments on luster as quantified by image analysis. *J. Cosmet. Sci.* 54(3) : 335-351.

11. Stamm R F, Garcia M L, and Fuchs J J. 1977. The optical properties of human hair I. Fundamental considerations and goinophotometer curves. *J. Soc. Cosmet. Chem.* 28:571-599.

12. Persaud D, and Kamath T K. 2004. Torsional method for evaluating hair damage and performance of hair care ingredients. *J. Cosmet. Sci.* 55 (Suppl): S65-S77.

13. Trueb R M. 2002. Shampoo. *Ther. Umsch.* 59(5): 256-261.

14. Maddin W S, Bell P E, and Hames J H. 1990. The biological effects of a pulsed electrostatic field with specific reference to hair-electrotrichogenesis. *Int. J. Dermatol.* 29(6): 446-450.

15. Lunn A C, and Evans R E. 1977. The electrostatic properties of human hair. *J. Soc. Cosmet. Chem.* 28:549-569.

16. Belletti K M S, Feferman I H, Mends T R O, Piaceski A D, Monteiro V F, Carrno N V, Valentini A, Leite E R, and Longo E. 2003. Evaluation of hair fiber hydration by differential scanning calorimetry, gas chromatography, and sensory analysis. *J. Cosmet. Sci.* 54:527-535.

第八章　育髮化妝品功效評估

　　脫髮（alopecia）是每個人在日常生活中常有的事，每天脫落幾根至幾十根頭髮是正常的生理現象。每根頭髮都有它生長發展至衰退的過程。正常情況下，老的頭髮脫落和新的頭髮生長保持一定的平衡，若脫落的多於新生的就會產生脫髮。造成脫髮的原因很多，既有先天性或遺傳性的因素，也有後天性的、生理性的和病理性的原因。

　　常見的脫髮可以分為斑禿、脂溢性脫髮、化療性脫髮、老年性脫髮等類型。其中，以斑禿和脂溢性脫髮髮病率最高，從髮病機制和防治藥物對這兩類型常見脫髮的國內外研究較多，但髮用功能性化妝品使用的對象主要是**脂溢性脫髮（androgenic alopecia, AGA）**。脂溢性脫髮又稱雄性激素性脫髮（圖 8-1），是男性、女性中較常見的疾病，但女性脫髮的程度比男性輕得多（**Thiedke, 2003**）。本病發病年齡早至青少年，晚至中老年。在男性患者，最早表現之一是休止期頭髮比例增多，與休止期脫髮不易鑒別。因為影響外觀，本病往往造成病患很大的精神壓力。

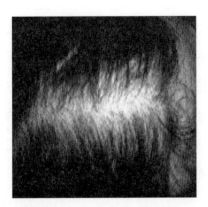 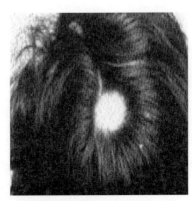

脂溢性脫髮（androgenic alopecia）　　　圓禿（alopecia areata）

圖 8-1　脂溢性脫髮圖示

第一節　毛髮生長調節

一、毛髮的生長與壽命

　　毛髮的生長可以分為生長期（anagen, 5～6 年）、退化期（catagen, 2～3 星期）、休止期（telogen, 2～3 個月）毛髮反覆地生長、脫落和新生。頭髮的生長期約 3～5 年，少數可達十年以上，休止期可能不超過 2～3 個月，退行期約 1～2 個月（**Stenn and Paus, 2001**）。而眉毛、睫毛的生長期為 2 個月，休止期可長達 9 個月。毛髮生長的速度受性別、年齡、部位和季節等因素的影響。如頭髮每天生長約 0.3～0.4 毫米，腋毛則為 0.2～0.38 毫米。毛髮生長以 15～30 歲時最旺盛，毛髮一天生長 0.2～0.5 釐米，白天比晚上生長快，最快可達 1.5 釐米，頭髮生長最旺盛時期，男性在 20 歲左右，女性在 25 歲左右。各季節、晝夜生長速度不同。長毛髮的壽命 2～3 年，短毛髮壽命只有 4～9 個月。休止期的頭髮，由於新一代的生長期的頭髮的伸長而被頂出，自然脫落。在正常健康情況下，每天自然脫髮 50～120 根。

二、毛髮的生長週期

　　毛髮並不是一生中持續生長，一根一根的毛髮都有獨自的壽命，反覆地成長、脫落和新生。這種情形稱之為毛髮的壽命（圖 8-2）。毛囊在胚胎期形成，生後不再增加。毛髮生長週期一般可以分為 3 個階段，即生長期、退行期和休止期。各種毛髮生長週期持續時間不同，頭髮最長生長期平均為 5～7 年，有的長達 25 年，退行期與休止期僅有 8 個月。眉毛生長週期約為 105 天。以頭髮為例，簡述其週期變化。

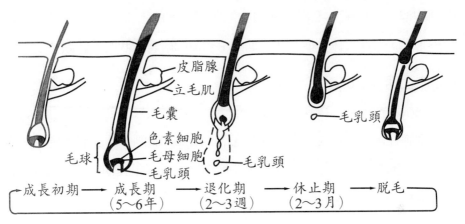

圖 8-2　毛髮的壽命

(一)生長期（anagen）

　　毛髮僅在生長期產生，此期間毛球膨脹，毛乳頭增大，毛母質細胞分裂加速、增生活躍，毛髮伸長，向真皮深處生長，且毛囊可深入到皮下組織，形成毛幹與內毛根鞘；此期外觀色深，毛幹粗、毛根柔軟、濕潤，周圍有白色透明鞘包繞。一旦生長停止，毛囊則開始退化。生長期母質細胞分裂旺盛，毛髮生長和生長活躍、毛根直徑普遍相等，或根部增寬，被毛根鞘緊密包裹並具有稜角。在近於生長期末，黑色素細胞停止產生和輸送黑色素，毛根部色素累積減淡。

(二)退化期（catagen）

　　退化期的最初特徵是毛球部停止產生黑色素，緊接著毛母細胞減少增殖並停止分裂，毛球向上移行，毛球逐漸角化，體積縮小，整個毛髮形成棍棒狀，毛根縮短，其外圍外毛根鞘圍繞形成薄膜狀上皮囊，毛乳頭仍留在原處，在乳頭與毛球間有未分化的上皮細胞柱；上皮柱進行性退縮，至休止期幾乎消失。此期約 2～4 週。之後，隨毛囊外的大部分細胞被吞

噬細胞消化而收縮，毛根縮回到立毛肌起始部的下部（長度為生長期的 1/2～1/3），而進入休止期。休止期的毛囊前端附著球狀的毛乳頭。

(三)休止期（telogen）

毛根繼續向上，與立毛肌間的距離日益縮短，最後至立毛肌附著處，上皮細胞柱極短，薄膜狀上皮囊的底部有結節細胞團，約 3 個月後毛髮即脫落。此期外觀色淡、乾燥、毛根長度縮短，僅有生長期的 1/2～1/3，毛根周圍為白色透明鞘包繞。

(四)衰老毛囊（aging follicle）

衰老毛囊即毛囊退化，毛囊退化首先出現終毛變小為毫毛，在此過程中發生黑色素喪失和變小的頭髮纖維顯得更細、更短及色澤更淡。灰髮是部分或全部喪失成熟的黑色素小體，而白髮則是絕對喪失黑色素細胞。

休止期的頭髮由於新一代的生長期的頭髮的伸長而被頂出，自然脫落。自然脫髮的數量每天約 70～120 根。毛髮的生長期為 5～6 年，退化期 2～3 週，休止期 2～3 個月。

三、毛髮生長與調控

毛髮生長調節主要依靠毛囊周圍的血管和神經內分泌系統。每個正常毛囊的基底部分或乳頭部分，均有各自數量不等的血管伸入毛球，這些血管和毛囊下部周圍的血管分支相互交通，構成向乳頭部的毛細血管網，而毛囊兩側乳頭下的毛細血管網，以及毛囊結締組織層的毛細血管網，又形成豐富的血管叢，血液通過這些血管網和血管叢，提供毛髮生長所需要的物質營養。毛髮生長除依靠毛囊周圍的血液迴圈供給營養以外，還靠神經及內分泌控制和調節。內分泌對毛髮的影響明顯，男性激素對毛囊鞘有一

定的促進作用。內分泌包括垂體、性腺、甲狀腺、腎上腺等。

　　關於調控毛髮的基因與調控還不是很清楚，遺傳、營養、激素及一些細胞因子和相應的受體等都與毛髮的生長與調控有關，並構成一個非常複雜的關係網。一般情況下，毛髮的生長的遺傳基因的作用下，通過體內各種激素的作用，有充足的營養供給，具體在許多細胞因子的作用下，完成毛髮生長的全部過程，並顯示出不同的種族特性。其中任何一個環節出現問題，均可在毛髮的生長或形態的變化上表現出來。因此，毛髮的異常也常常反映出人體某些遺傳性和代謝性疾病，或者反映出生物體損傷和中毒等疾病。

(一)垂體激素

　　腦垂體分泌生長激素（GH）、褪黑激素（melatonin）和促腎上皮質激素。人類生長素（HGH）影響著人的皮膚和毛髮的生長，頭髮新生率為38%；褪黑激素可促進冬季毛髮生長而抑制夏季毛髮生長。促腎上腺皮質激素影響腎上腺皮質的作用，影響毛髮的生長，當腎上腺皮質雄性激素分泌過多時，可引起女子多毛症。女子妊娠發生多毛症的機制也與腦垂體有關，當腦垂體功能低下時毛髮減少。

(二)甲狀腺素

　　甲狀腺功能降低時，頭髮減少，頭髮的直徑減小，顏色灰白，脫髮的區域主要以枕部和頭頂最明顯，當甲狀腺機能恢復後頭髮又可恢復正常。

(三)雌性激素

　　雌性激素對頭髮有刺激生長的作用。婦女產後體內雌性激素表現量下降時，頭髮的生長期與休止期比例迅速下降，故產後 4～6 個月時容易出現脫髮。

(四)雄性激素

雄性激素對頭頂頭髮主要表現爲下調作用。例如雄性激素受體亞單位的聚集量增加和 5α-還原酶活性增強，二氫睪固酮增多，並與其他細胞因子如特異性磷酸激酶和硫基還原酶的作用下，特異性核內受體蛋白與雄性激素受體結合，從而產生「活化」的激素—受體複合物，異常情況時將引起雄性激素脫髮。睪固酮可通過誘導毛乳頭細胞中的抑制因子和觸發毛囊上皮產生抑制物的生長因子來抑制毛囊上皮細胞，從而影響毛髮生長（**Obana et al., 1997**）。雄性激素刺激皮脂腺增生，分泌增多，再加上毛囊皮脂腺管中受體表現量升高或比例失調，角原細胞增殖角化異常，管腔狹緊或閉鎖，皮脂排泄不順暢而滯留，引發感染而發生雄性激素性脫髮（**Liang et al., 1993; Hodging et al., 1991**）。

(五)促進毛髮生長細胞因子

毛囊及其周圍組織通過自分泌和旁分泌途徑產生一些特異性可溶性因子，對毛囊的生長發育及生長週期發揮作用（**Akiyama et al., 1996**）。成纖維細胞生長因子（FGF）家族中角質形成細胞生長因子（KGF）、胰島素樣生長因子-1（IGF-1）及神經內分泌胜肽可促進毛囊生長發育和生長週期；胰島素樣生長因子（IGF）家族的基本成員是 IGF-I 和 IGF-II，它們通過與細胞膜上表面的高親和力受體結合發揮作用，對毛囊的上皮和眞皮成分均有促進繁殖的作用；肝細胞生長因子（HGF）體外實驗對毛囊的生長有很強的促進作用；血管內皮細胞生長因子（VEGF）對血管內皮細胞和角質形成細胞具有很強的促分裂作用；血小板源性生長因子（PDGF）AA、BB、AB 三個成員，能刺激毛囊上皮和眞皮細胞的生長。肝細胞生長因子（HGF）或播散因子（SF）是一種具有多種功能的生長因子，在毛囊器官培養模型中，HGF 促進毛髮生長呈濃度依賴性。表皮生長因子

（EGF）在體外能促進異源性毛囊眞皮源性細胞的增殖。

(六)抑制毛髮生長細胞因子

頭髮生長抑制因子嚴格制著頭髮在正常週期中生長。成纖維細胞生長因子（FGF）包括鹼性和酸性成纖維細胞生長因子（aFGF、bFGF）。動物實驗顯示可抑制毛囊生長發育和生長週期，bFGF 能誘導毛乳頭細胞和眞皮鞘成纖維細胞的增生，尤其是在毛囊發育過程中 aFGF 和 bFGF 分布於眞皮連接處，顯示它們在毛囊發生過程中扮演重要作用。表皮生長因子（EGF）及 EGF 的另一成員轉化生長因子 α（TGT-α）可以抑制毛囊生長速度，在毛囊發育的早期階段，EGF 和 TGT-α 可完全抑制毛囊形成，但該抑制作用是可逆的，且具有階段特異性（**Hebert et al., 1994**）。

(七)雙向調節細胞因子

Amphiregulin 是 EGF 家族中的另一成員，是細胞生長的雙向調節劑，也是肝素結合的生長因子，能刺激某些細胞的增殖而對另一些細胞卻是有抑制作用；轉化生長因子家族（TGF-β 至少有三個成員，它們抑制上皮細胞的生長，又可促進成纖維細胞和其他間質細胞的增殖，促進細胞外基質的沉積，調節基質金屬蛋白酶（MMPs）和金屬蛋白酶組織抑制因子（TIMPs）的合成；神經生長因子（NGF）在皮膚器官培養中外源性 NGF 能促進靜止期毛囊的上皮細胞增殖，但對生長期毛囊上皮細胞確有抑制作用。

(八)細胞激素

細胞激素（IL）類包括多種細胞激素分子，參與了毛囊生長的調控。毛囊培養和轉基因鼠研究顯示 IL-1α、IL-1β 等通過影響毛乳頭的細胞外基質和細胞內的 cAMP 表現量對毛囊和毛髮纖維的生長產生抑制作用，可引起生長期毛囊營養不良，組織學上見毛乳頭收縮、變形、毛母質細胞

空泡形成、毛球部和內根鞘異常角化以及毛乳頭細胞內出現黑色素顆粒等。

(九)毛髮生長的相關受體

毛髮生長相關的受體主要存在於毛母質、毛根鞘、毛囊上皮、毛乳頭等位置，毛球或真皮乳頭細胞是受體最集中的部位，受體通過對以上各種細胞因子的結合調控頭髮的生長。

(十)毛髮生長相關的生物合成酶

毛囊和皮脂腺中存在數量不一的雄性激素合成酶，並能合成少量的雄性激素，將脫氫表雄酮（dehydroepiandrosterone）和 4-表烯二酮（4-androstendione）轉化為睪固酮和二氫睪固酮，其中 I 類類固醇 5α-還原酶與頭髮脫髮密切關係。與此相反，在毛根鞘處存在一種芳香細胞色素 P-450 酶，可將 4-表烯二酮和睪固酮分別轉化為雌酮（estrone）和雌二醇（estradiol），此酶在平衡毛囊組織中雄性激素表現量具有重要作用，婦女頭皮毛囊組織中細胞色素 P-450 酶濃度明顯高於男性。因此婦女出現雄性激素脫髮者明顯少於男性。

第二節　育髮的對策及途徑

針對各種脫髮的原因，可以選用一些有效的活性成分研製多種育髮化妝品，例如洗髮精、護髮素、生髮、防脫髮類毛髮產品。育髮的對策及途徑主要是採用含有天然活性成分的育髮化妝品，用以改善血液循環、促進毛囊生長、抑制微生物生長、消除炎症、抑制皮脂、抑制雄性激素，提供頭髮生長等活性成分，以達防脫、助生長的目的。

一、生物學反應調節劑

(一)米諾地爾（minoxidil）

能促進毛髮生長是直接刺激毛囊，促進毛囊上皮生長。對於雄性激素依賴和非依賴的禿髮都能誘導毛髮生長。米諾地爾可刺激眞皮毛乳頭細胞超量表現米諾地爾血管內皮生長因子（VEGF），通過直接對 VEGF 基因的轉錄向上調控 VEGF mRNA 及 VEGF 蛋白表現，對直接影響 VEGF 合成的其他細胞因子或生長因子還有間接刺激作用（**Lachgar, 1998**）。米諾地爾可以減輕表皮生長因子誘導的生長抑制，使毛髮生長更快。米諾地爾對於雄性激素脫髮患者頭髮再生且能阻止脫髮，2% 適用於輕型患者，5% 米諾地爾療效最好（**Price, 1996**）。

(二)維A酸類

可通過影響細胞膜的流動性和脂質組成增加米諾地爾的經皮吸收（**Bergfeld, 1998**），提高谷氨醯胺轉移酶活性使基底層細胞分化和角質層形成減少，還可上調在毛囊生長的髮生分化和抑制中關鍵作用的生長因子，外用脫髮劑量爲 0.025%，每日一次，與 0.5% 米諾地爾聯合使用有協同效應。

二、5α-還原酶抑制劑

5α-還原酶抑制劑，例如 RU58841 爲法國 Roussel Uclaf 公司生產的局部抑制雄性激素受體活性的阻滯劑，是一種新型的非甾炎抗雄性激素藥物。該藥物作用於頭皮局部毛囊，對其他標靶組織或性器官基本無副作用。該藥物可以引起毛髮週期重新啓動，毛髮生長速率顯著提升（**Murata et al., 2012**）。

三、改善毛囊能量代謝

十五酸單甘油酯（**monopentadecanoylglycerol, PDG**），是含 15 個碳原子的脂肪酸單甘油酯，有促進奇數碳鏈長的脂肪酸代謝的特性，經氧化最後生成丙醯輔酶 A，經轉化成甲基丙二酸單醯輔酶 A，在轉變成琥珀醯輔酶 A，進入 TCA 循環轉變成琥珀酸，並促進 ATP 的生成，提供毛囊能量，使男性型脫髮症患者能量產生受到阻抑的毛囊活化，從而發揮優良的生髮作用。

四、促進毛髮生長劑

毛髮生長週期包括生長期、退行期和靜止期，延長生長期或增加毛母質體積可以促進毛髮生長（**Shapiro and Price, 1998**）。近年來，通過控制細胞週期及終毛向微縮毛的轉換開發出許多有效促毛髮生長藥物。

(一)辣椒酊

由辣椒的果實在乙醇中浸出的酊劑，辣椒素可刺激毛根及毛髮生長。

(二)生姜酊

由生姜在乙醇中浸出的酊劑，生姜酮和生姜酚可刺激毛根及毛髮生長。

(三)泛酸及其衍生物

D-泛酸對脫髮症之類的皮膚病有效果，也應用在髮用化妝品。

五、改善毛囊周圍血液循環劑

(一)當歸浸膏

由龍膽科植物獐牙菜中萃取含有苦味糖苷的浸膏，揮發成分是當歸素、異當歸素等，可使皮膚微血管擴張、血液循環旺盛，供給毛母細胞能

量，皮膚氧化還原能力亢進。

(二)頂花防風鹼

由防風科植物根部萃取的生物鹼，具有血管擴張的作用。

(三)維生素E及其衍生物

維生素 E 具有顯著的生髮、養髮效果。維生素 E 可以直接作用於皮膚血管，使毛髮根部的微血管受到促進而改善了毛囊細胞的營養（即糖分和氧的吸收）而產生的。

六、營養劑

毛乳頭及毛囊周圍的毛細血管出現循環障礙時可以引起毛母細胞的營養障礙，可配合補充維生素（維生素 A、維生素 B_1、B_2、B_6、泛素和生物素）和胺基酸（胱胺酸、半胱胺酸、蛋胺酸、絲胺酸、亮胺酸、色胺酸及胺基酸酯）等營養成分，改善營養障礙。

七、激素

(一)雌性激素

由於雄性激素和脫髮有關，配合使用對雄性激素有對抗作用的雌性激素，例如雌（甾）二醇、乙炔雌（甾）二醇等，可刺激毛髮生長，但濃度需低於 0.001%。

(二)鬆弛胜肽（relaxin）

是一種女性激素，屬於胺基酸類，可用於雄性激素分泌增多引起的脫髮，防止皮膚老化。

(三)赤黴素（gibberellins）

是植物激素，具有雄性激素樣活性，能刺激細胞分裂和延長壽命。

第三節　育髮功效評估

　　育髮化妝品功效評估，最重要的是觀察在正確使用育髮化妝品之後頭髮的生長情況，作爲育髮化妝品功效的評價，要求儘量做到指標量化，可重複性和可比對性，具有統計學意義。最近，細胞培養、器官培養等基礎研究技術的進步以及圖像解析裝置等計測技術的進步，使得育髮化妝品功效的評價有較大的進步。

　　頭髮的化妝品功效評價方法，可以分爲人體直接試用和間接實驗室兩類評價方法。由於頭髮脫落的原因比較複雜，許多脫髮疾病的發病原因和發病機制並不是十分清楚，缺乏理想的脫髮疾病實驗模型，但由於人體評價育髮產品比較困難，實驗室採用動物和試管進行一些簡單和多項功效研究也有一定代表性。所以仍有許多經由實驗室研發的育髮化妝品上市。

一、人體試用試驗評估方法

　　育髮劑的主要目的是使頭髮達到和保持一定的頭髮量而不會脫落。觀察指標，包括毛囊生長的數目、速度、直徑、生長期與休止期的比例，其他指標如頭髮的色澤、梳理性、抗靜電等只能作爲育髮化妝品功效評價的輔助參考。以下觀察指標主要以可比性進行介紹。

(一)受試者條件

　　作爲功效測定，要求受試者的選擇與觀察的脫髮種類有代表性，還要有可觀察性，特別是快速、準確、容易操作和容易被受試者接受。

　　1. 年齡：不同的脫髮類型年齡選擇也不盡相同，例如斑禿選擇 18～50 歲；而脂溢性脫髮（壯年性脫髮），年齡選擇 20～40 歲。

　　2. 病程：病程選擇主要根據對受試者和可觀察性的要求選擇病程。脂溢性脫髮病程最好在禿頂後 3 年內，而且禿頂者頭髮並沒有完全脫落。

3. 脫髮種類：主要應用於脂溢性脫髮、斑禿以及生理性脫髮等。

4. 其他：受試條件，除了以上主要條件外，一般要求受試者無可能影響本觀察結果的其他疾病，1個月內未用過類似育髮劑，並能按照要求自願配合觀察等。另外，季節因素也要考慮，例如季節性生理脫髮多在秋季，觀察生理性脫髮不能從秋季開始。

(二)量化指標

1. 毛囊數目：指單位面積內的毛囊數。毛囊數目變化對育髮化妝品的功效評估非常重要。理論上，育髮劑可促進毛囊的恢復，促進毛髮的生長，判斷毛囊多少，從功效變化來看，是為了便於比較，統一標準。

2. 毛髮直徑：毛髮的直徑可以反映出頭髮的生長情況，例如脂溢性脫髮者，頭髮逐漸變細、變軟，當頭髮改善以後，頭髮直徑也逐漸變粗。

3. 生長速度：頭髮的生長速度也可以直接反映出育髮劑的功效。觀察時必須是單位面積內頭髮生長的平均速度。

4. 脫落數量：與頭髮生長計數相反，計數每天頭髮脫落數量的減少情況，也可以反映出育髮劑的功效。但是，該項觀察要注意頭髮脫落的季節性。

(三)定點觀察

要具有可比較性和可重複性，必須定點觀察頭髮生長的全過程。

毛囊數、頭髮直徑和頭髮生長速度等功效學量化觀察指標，很難將所有頭髮進行觀察，可行的方法是選頭部的一小部分面積進行觀察，以此來代表整個頭髮生長情況，從而反映出育髮劑功效。選擇具有代表性的觀察部位是各項量化指標的關鍵。另外，選定的部位必須使用不能沖洗掉的皮膚專用記號筆進行固定標記。另外選擇永久性標記點，最好選擇在有頭髮

的邊緣。

1. 剃髮和觀測面積：根據檢測器具，一般 5～10 mm² 面積比較合適，可根據需要選擇圓形或方形（圖 8-3(a)）。

2. 有共發部位的觀察：有的脫髮者，例如脂溢性脫髮早期，頭髮有所減少，但並不禿頂，根據這種情況，在進行量化指標時如毛囊數、頭髮直徑和頭髮生長速度等只能將頭髮剃出一小部分進行觀察。剃髮部位，因為要長期觀察。所以，選擇剃髮後能被周圍頭髮遮蓋而不會影響美觀，較容易被人所接受。常採用耳尖上方 5 cm 處比較適合。

3. 無頭髮部位的觀察：一般禿頂者喜歡將頭髮部位的頭髮留長並儘量多地蓋住禿頂部位，無頭髮部位的觀察要根據這種情況靠近被遮蓋部位，這樣做的目的是有記號處不易被人發現，容易被人接受，更重要的是就近有較密集頭髮的邊緣，容易在最短的時間內，觀察出頭髮從無到有的過程。

4. 少頭髮部分的觀察：我們進行觀察的條件，沒有頭髮最好觀察，但是頭髮完全脫落後短期內又難以觀察出效果，有少量頭髮是容易觀察出育髮效果，觀察時儘量選擇少頭髮的空擋區，這樣就不需要剃髮，又可以進行量化功效觀察。

(四)觀察與檢測方法

決定觀察點後，接著是選擇觀察方法，根據不同部位，不同情況分別處理（**Chamberlatin and Dawber, 2005**）。

1. 剃髮部位的觀察：先記錄不使用育髮劑 2 個月的資料，然後再將原部位的頭髮剃出，使用育髮劑再觀察 2 個月，然後將前 2 個月與後 2 個月的資料作自身對照，一般觀察 30 例，也就是 30 對自身對照，可比較性很強。

2. 毛囊數目增強的觀察：在固定的觀察點，採用固定的條件進行數位攝影並保存，每個月觀察一次，將前後的毛囊數進行統計學處理。毛囊數的計算，可以是肉眼計算或電腦自動計數，以減少人為因素。

3. 頭髮生長速度與直徑的功效評價：頭髮生長速度是記錄觀察面積內所有頭髮生長的長度除以時間的平均值，觀察的方法是將所有觀察區域內的頭髮向一個方向壓倒（圖 8-3(b)）（**de Lacharriere et al., 2001**）。固定條件數位攝影並保存，每個月觀察頭髮生長密度差異（圖 8-3(c)）。由電腦自動計算固定區域內的頭髮面積，不同時間的面積差值，就反映出頭髮生長速度與直徑的綜合指標。同時，根據電腦的圖像解析度，區分出頭髮的根數，進而計算出頭髮的平均直徑和平均生長速度（圖 8-3(d)）。

4. 頭髮脫落的根數：收集洗髮時的脫髮，測定其根數，是一種簡單的方法，每次評價試驗至少收集 3 次洗髮時的脫髮（連日或隔日實施）。此外，因為脫髮隨季節變動大，特別是從夏天到秋天脫髮增加，因此需持續 6 個月。脫髮測定法是在張開的 30 cm 正方形不織布上洗髮，將不織布上附著的頭髮乾燥，用鑷子收集，將頭髮置於乾淨紙上，計算頭髮根數。

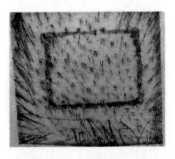 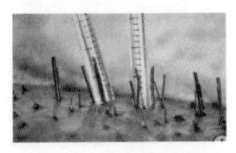

(a) 剃髮和觀測面積　　　　　　(b) 刻度毛細管測量頭髮長度

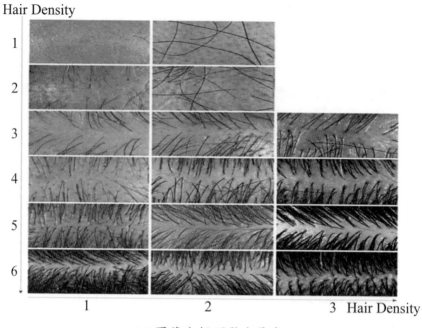

(c) 圖像分析頭髮生長密

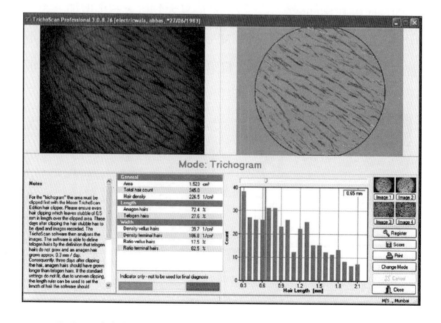

(d) 利用軟體分析圖像，計算頭髮的平均直徑和平均生長速度

圖 8-3　頭髮生長評估

5. 頭部圖像對比法：將頭部進行大體數位攝影是非常重要的，因爲以上指標雖然可以量化指標觀察，但整個頭髮的生長狀況還是看不見。因此，要看到整個頭髮的生長情況，必須對頭髮部位進行大體和全體攝像，每 1～2 個月拍攝一次，圖像對比法，如果效果明顯，很容易一目了然，結果也容易被人接受（圖 8-4）（Meng et al., 2010）。但是，如果效果差異不大，就難以比較及判斷。

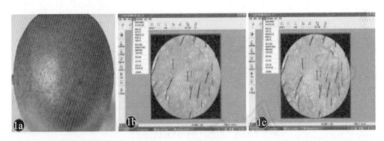

1a：雄激素性脫髮受試者 0 週大體照片；1b：0 週採集微觀圖像，見有稀疏終毛；1c：1b 圖像分析後，紅色表示終毛，綠色表示未定型毛（DP x30）

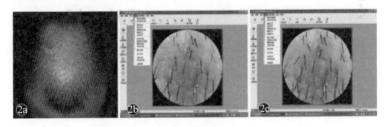

2a：雄激素性脫髮受試者 12 週治療後大體照片；2b：12 週採集微觀圖像，見終毛密度明顯增加；2c：2b 圖像分析後，紅色表示終毛，綠色表示未定型毛（DP x30），終毛根數與密度與 0 週相比高

圖 8-4　圖像分析育髮產品功效

二、體外試驗評價方法

目前，可能被採用的化妝品實驗室功效評估方法簡要介紹如表 8-1。

表 8-1　育髮成分的評估方法

項目	方法	意義
試管內試驗		
皮膚器官培養法	將含有毛囊的小鼠皮膚置於膠原凝膠上進行器官培養觀察（圖 8-5）（Yoo et al., 2010）	觀察被毛的生長，用於育髮化妝品的實驗室研究
毛囊組織培養	人或動物的毛囊進行組織培養（圖 8-5）（Yoo et al., 2010）	調查毛囊伸長度、型態和 DNA 合成。96 小時前後毛囊生長可呈線性關係，在無血清培養基中可快速評估有效成分和抑制毛生長因子
毛囊移植	將人頭皮毛囊移植到小鼠皮膚上，觀察毛的生長，可持續 3 個月以上（Avram and Watkins, 2014）	頭髮循環機制的研究
抗雄性荷爾蒙作用試驗	皮膚檢測法，將 5α-還原酶抑制活性和羥基去甲麻黃素比較（Mitamura et al., 2005），或將 DHT 受體活性和醋酸氯地孕酮等標準品進行比較	抗雄性荷爾蒙劑的應用化學實驗
細胞增殖試驗	外毛根鞘細胞、毛乳頭細胞和毛母細胞研究	用毛囊相關細胞和皮膚構成細胞來評估有效成分
細胞遊走能力試驗	Stenn 方法做細胞遊走能力試驗	選擇在休止期—成長期的變化中可提高細胞活動度的成分（Tsue et al., 1994）
體外試驗		
育毛試驗	用動物做育毛實驗	對所有作用的評價
血流促進效果試驗	雷射都普勒血流測定裝置，用雙通到型血流計同時測定對照和試樣部位	調查皮膚炎症遺傳物質和血流之間的相關性，同時檢驗有效成分對脫毛頭皮的影響

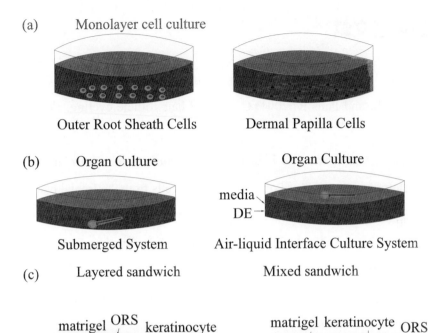

圖 8-5　育髮成分試管內試驗 (a) 毛囊細胞培養；(b) 毛囊器官培養；(c) 毛囊的小鼠皮膚置於膠原凝膠上進行器官培養

　　育髮試驗還可以進行毛囊內 ATP 測定、餵食高脂肪小鼠育毛試驗等，但是以 C3H 小鼠和白兔為代表的育毛試驗和人實用試驗評價綜合育髮效果為主體。

習題

1. 請說明調控毛髮生長的因素有哪些？

2. 育髮的對策為何？

3. 請舉一個評估育髮功效的方法。

📖 參考文獻

1. Thiedke C C. 2003. Alopecia in women. *Am. Family Phy.* 67:1007-1014.

2. Stenn K S, and Paus R. 2001. Control of hair follicle cycling. *Phys. Rev.* 81:449-494.

3. Obana N, Chang C, and Uno H. 1997. Imhibition of hair growth by testosterone in the presence of dermal papilla cells from the frontal bald scalp of the postpubertal stumptailed macaque. *Endocrinol.* 138(1): 356-361.

4. Liang T, Hoyer S, Yu R, Soltanik K, Lorincz A L, Hipakka R A, and Liao R. 1993. Immunocytochemical localization of androgen receptors in human skin using monoclonal antibodies against the androgen receptors. *J. Invest. Dermatol.* 100:663-666.

5. Hodging M B, Choudhry R, Parker G, Oliver R F, Jahoda C A B, Wothers A P, Brinkmann A O, van der Kwast T H, Boersma W J A, Lammers K M, Wong T K, Wawrzyniak C J, and Warren R. 1991. Androgen receptors in dermal papilla cell of scalp hair follicles in male pattern baldness. *Ann. N. Y. Acad. Sci.* 642:448-451.

6. Akiyama M, Smith L T, Holbrook K A. 1996. Growth factor and growth factor receptor localization in the hair follicle bulge and associated tissue in human fetus. *J. Invest. Dermatol.* 106:391-396.

7. Hebert J M, Rosenquist T, Gotz J, and Martin G R. 1994. FGF5 as a regulator of the hair growth cycle: Evidence from targeted and spontaneous mutations. *Cell* 78: 1017–1025.

8. Lachgar S. 1998. Minoxidil upregulates the expression of vascular endothelial growth factor in human hair dermal papilla cell. *Br. J. Dermatol.* 138(3): 407-411.

9. Price V H. 1996. Quantitative estimation of hair growth in weight and hair count with 5% and 2% minoxidil, placebo and no treatment. *Int. Congr. Ser.* 1111: 67-71.

10. Bergfeld W F. 1998. Retinoids and hair growth. *J. Am. Acad. Dermatol.* 39（2 pt 3): S86-9.

11. Murata K, Noguchi K, Kondo M, Onishi M, Watanabe N, Okamura K, and Matsuda H. 2012. Inhibitory activities of puerariae flos against testosterone 5α-reductase and its hair growth promotion activities. *J. Nat. Med.* 66:15-165.

12. Shapiro J, and Price V H. 1998. Hair regrowth. Therapeutic agents. *Dermatol. Clin.* 16(2): 341-356.

13. Chamberlain A J, and Dawber R P R. 2005. Methods of evaluating hair growth. *Aust. J. Derm.* 44:10-18.

14. de Lacharriere O, Deloche C, Misciali C, Piraccini B M, Vincenzi C, Bastien P, Tardy I, Bernard B A, and Tosti A. 2001. Hair diameter diversity: a clinical sign reflecting the follicle miniaturization. *Arch. Dermatol.* 137(5): 641-646.

15. Meng R S, Cai R K, Zhao G, Meng X, and Jiang Z G. 2010. Research on efficacy of nurturing hair products evalutated by dermoscopy image anaysis technology. *CT Theory Appl.* 19:71-76.

16. Yoo B Y, Shin Y H, Yoon H H, Seo Y K, and Park J K. Hair follicular cell/ organ culture in tissue engineering and regenerative medicine. *Biochem. Eng. J.* 48:323-331.

17. Avram M R, and Watkins S A. 2014. Robotic follicular unit extraction in hair transplantation. *Dermatol. Surg.* 40:1319-1327.

18. Mitamura K, Ogasawara C, Shiozawa A, Terayama E, and Shimada K. 2005. Determination method for steroid 5a-reductase activity using liquid chromatography/atmospheric pressure chemical ionization-mass

spectrometry. *Anal. Sci.* 21:1241–1244.

19. Tsue T T, Watlimg D L, Weisleder P, Coltrera M D, and Rubel E W. 1994. Identification of hair cell progenitors and intermitotic migration of their nuclei in the normal and regenerating avian inner ear. *J. Neursci.* 14(1): 140-152.

第九章　燙髮化妝品功效評估

　　髮型可以美化人的儀表，反映人的精神狀態。燙髮可以爲自然的頭髮帶來最大限度的創意變化，包括：(1) 增加頭髮的豐厚度，使原本稀少單薄或層次單調的頭髮蓬鬆而充滿立體感。(2) 可強化頭髮的自然動感，使頭髮的彎曲產生豐富的變化。(3) 燙髮可以徹底改變原本的髮型設計及可以軟化粗硬的髮質，有助於美髮師的髮型設計，是美髮師最常使用的美髮手段之一。

　　目前的燙髮手段，以冷燙爲主。市場上的燙髮產品，一般由兩部分組成：第 1 劑是鹼性的**卷髮劑（wave lotion）**，通過還原反應破壞頭髮中的雙硫鍵。第 2 劑是酸性的**中和劑（neutralizer）**，通過氧化反應重建雙硫鍵。有時，還會另加第 3 劑是**護理劑（conditioner）**，它與髮型的塑造基本無關，因爲燙髮過程對髮質（尤其是毛鱗片）的破壞，爲了確保燙髮後頭髮的光澤和柔順，需要進行特殊護理。

第一節　毛髮結構與組成

一、頭髮的結構特點

(一)頭髮的基本構成物質

　　頭髮的基本構成物質是蛋白質，其餘還有黑色素（一般認爲小於 3%）、微量元素（銅、鋅、錳、鈣、鎂、磷、硫等，約占 0.55%～0.94%）、脂質（約占 1%～9%）和水分（在 25℃，相對濕度 65% 情況下，含水分 12%～13%）。

(二)頭髮的組織結構

　　頭髮從外到內由三個部分組成，分別是**毛表皮（cuticle）**、**毛皮質（coretx）**和**毛髓質（medulla）**。

1. 毛表皮

　　毛表皮是由扁平透明狀無核細胞交錯重疊成魚鱗片狀，從毛根排列到毛梢，包裹著內部的皮質。這一層護膜雖然很薄，只占整個毛髮的很小比例，但卻具有獨特的結構和重要的性能，可以保護毛髮不受外界環境的影響，保持毛髮烏黑、光澤、柔軟。毛表皮由硬質角蛋白組成，有一定硬度但很脆，對摩擦的抵抗力差，在過分梳理時和使用質量差的洗髮精時很容易受傷剝落或因受損而分叉（圖 9-1）。

2. 毛皮質

　　毛皮質又稱皮質，位於毛表皮的內側，是毛髮的主要組成部分，幾乎占毛髮總重量的 90% 以上，毛髮的粗細主要由皮質決定。皮質內含角質蛋白纖維，使毛髮有一定的抗拉力，並含有決定毛髮顏色的黑色素顆粒。

3. 毛髓質

　　毛髓質位於毛髮的中心，是空洞性的蜂窩狀細胞，它幾乎不增加毛髮的重量，但可以提高毛髮的強度和剛性，髓質較多的毛髮較硬，但並不是所有的毛髮都有髓質，在毛髮末端或一般細毛如汗毛、新生兒的毛髮中往往沒有髓質。

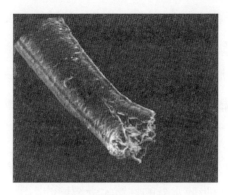

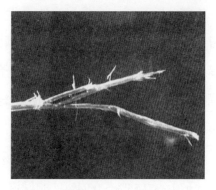

(a) 頭髮斷面的圖像　　　　　(b) 受損而分叉的圖像

圖 9-1　頭髮受損斷裂及分叉圖像

(三)頭髮的直徑

西方人的頭髮直徑平均爲 55 μm，東方人的頭髮直徑平均爲 80 μm 左右。

(四)毛髮的組成與結構

1. 頭髮的化學組成

頭髮主要是由角蛋白組成，從元素角度來說，含有碳、氫、氧、氮和少量的硫元素（大約 4%），硫元素的含量雖然很少，但是它的作用卻不可忽視，生活中的燙髮和染髮都要依靠這種元素的大力支持。如果將頭髮放入鹽酸中水解後，可以得到十多種胺基酸，分別是半胱胺酸（cysteine）、絲胺酸（serine）、麩胺酸（glutamic acid）、蘇胺酸（threonine）、甘胺酸（glycine）、白胺酸（leucine）、纈胺酸（valine）、精胺酸（arginine）、天門冬胺酸（aspartic acid）、丙胺酸（alanine）、脯胺酸（proline）、異白胺酸（isoleucine）、酪胺酸（tyrosine）、苯丙胺酸（phenylalanine）及組胺酸（histidine）。

這些胺基酸中含量最高的是半胱胺酸，大約 17% 左右。胱胺酸含有雙硫鍵（S－S 鍵），雙硫鍵可使兩條多胜肽鏈交連在一起，形成網狀結構，增強了角蛋白的強度，從而賦予頭髮特有的堅韌性。在多胜肽鏈的結構上還會形成一些大小不等的肽環結構。這種結構對頭髮的變型扮演著重要的作用。

此外，頭髮中黑色素含量在 3% 以下。微量元素（銅、鋅、鈣、鎂、磷、矽）占 0.55%～0.94%。頭髮還具有吸收水分的性質，受環境的影響，所含的水分量不同。

2. 頭髮的化學鍵結

頭髮中的各蛋白質之間存在著化學鍵，頭髮依靠這些化學鍵來保持頭髮原有的形狀，它們之間存在的結構見圖 9-2 所示。頭髮依靠這些化學鍵的連接來保持形狀，頭髮的化學性質和這些鍵的斷裂有關。在頭髮的多肽鏈交聯結構中，共有 5 種連接形式，分別是凡得瓦力、肽鍵、氫鍵、離子鍵以及雙硫鍵。

(1)凡得瓦力（van der waals force）：凡得瓦力是分子間的引力作用，其數值非常小，可忽通常略不計。

(2)胜肽鍵（peptide bond）：兩個胺基酸分子之間，以一個胺基酸的 α-羧基和另一個胺基酸的 α-胺基（或者是脯胺酸的亞胺基）脫水縮合把兩個胺基酸分子聯結在一起所形成的醯胺鍵，即胜肽鍵。但是它在強鹼性溶液或是強酸性溶液中會分解。

(3)氫鍵（hydrogen bond）：原理是由於胺基酸分子中的氫原子與其他的胺基酸中的氫原子之間相互吸引形成的化學鍵。氫鍵的吸引力很弱，極易斷裂，但是氫鍵可以延展，主要是用來固定多胜肽鍵。水可以使氫鍵斷裂。

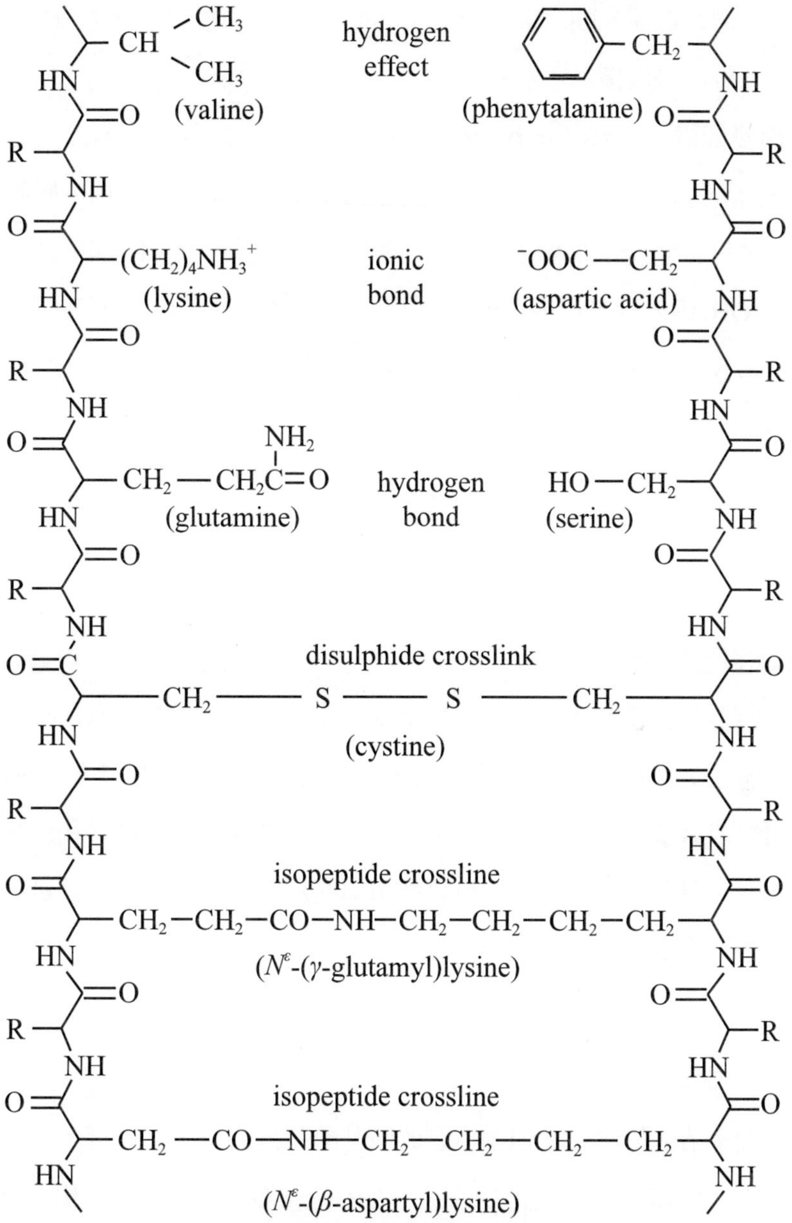
hydrogen effect
(valine)
(phenytalanine)
ionic bond
(lysine)
(aspartic acid)
hydrogen bond
(glutamine)
(serine)
disulphide crosslink
(cystine)
isopeptide crossline
(Nε-(γ-glutamyl)lysine)
isopeptide crossline
(Nε-(β-aspartyl)lysine)

圖 9-2　頭髮內的化學鍵（Rippon, 1992）

(4)離子鍵（ion bond）：離子鍵又叫鹽鍵，它是蛋白質分子中帶正電

荷基團和帶負電荷基團之間靜電吸引所形成的化學鍵。離子鍵遇酸鹼會斷裂，但洗後可以恢復。

(5)雙硫鍵（disulfur bond）：雙硫鍵是所有化學鍵中對於美髮產品最重要的一種物質，染髮、燙髮等用品都要和雙硫鍵發生作用。雙硫鍵非常堅固，只有通過化學變化才能被打斷，胱胺酸分子既有－NH 基，又存在－COOH 基，可以形成兩個多肽鍵，在頭髮的角蛋白中，每一個胱胺酸分子都各有一部分在兩條多肽鏈中，這兩條多肽鏈是通過胱胺酸分子內的兩個硫原子連接在一起的，這兩個硫原子之間的交聯叫做雙硫鍵。燙髮就是利用斷裂雙硫鍵，並又有序地重新排列雙硫鍵，使頭髮的形狀有所改變。

3. 毛髮的化學特性

毛髮主要由硬質蛋白組成，化學特性比較穩定。但在熱水、酸、鹼、氧化劑和還原劑的作用下，仍會發生一些化學反應，控制不好會損壞毛髮。頭髮依靠這些化學鍵的連接來保持形狀，頭髮的化學性質和這些鍵的斷裂有關。但在一定條件下，可以利用這些反應來改變頭髮的性質，達到美髮、護髮等目的。在此僅介紹與燙髮、染髮以及護髮等相關的一些化學特性。

(一)水解作用

毛髮不溶解於冷水。但由於它的胺基酸長鏈分子中含有眾多不同的親水性基團（例如－NH_2、－COOH、－OH、－CONH－等），能和水分子形成氫鍵，且纖維素－水鍵的鍵能大於水－水鍵的鍵能。

因此，毛髮具有良好的吸濕性，毛髮在水中的最大吸水量可達 30.8%。水分子進入毛髮纖維內部，使纖維發生膨化而變得柔軟。

當毛髮在水中加熱到 100℃ 以下時，除了氫鍵的斷裂，還會發生如下的水解反應，有少量雙硫鍵的斷裂：

$$\overset{|}{-}CH_2-S-S-CH_2\overset{|}{-} \ + \ H_2O \ \longrightarrow \ \overset{|}{-}CH_2-SH \ + \ -HOS-CH_2\overset{|}{-}$$

如果溫度超過 100℃ 時，即在加壓下加熱，將會有硫元素的損失，反應如下：

$$\overset{|}{-}CH_2-SOH\overset{|}{-} \ \longrightarrow \ \overset{|}{-}\overset{O}{\underset{H}{C}} \ + \ H_2S\overset{|}{-}$$

如果用鹼液處理頭髮，除了離子鍵的斷裂，雙硫鍵的破壞也變得比較容易，同時伴有硫元素的損失，反應式如下：

$$-\overset{|}{CH}-CH_2-S-S-CH_2-\overset{|}{CH} \ + \ H_2O \ \xrightarrow{\ NaOH\ }$$

$$-\overset{|}{CH}-CH_2-SOH \ + \ SH-CH_2-\overset{|}{CH} \ \xrightarrow[\ -S\ ]{\ -H_2O\ }$$

$$\overset{|}{C}=CH_2 \ + \ HS-CH_2-\overset{|}{CH} \ \longrightarrow \ \overset{|}{CH}-CH_2-S-CH_2-\overset{|}{CH}$$

美髮使用熱（電）燙的方法，就是依據上述頭髮的水解反應而產生的。先將頭髮抹上鹼性藥水，利用捲髮器將頭髮捲曲，改變頭髮中角蛋白

分子的形態，然後對頭髮進行加熱，受熱後的燙髮藥水發生水解作用，毛髮中的雙硫鍵斷裂，生成硫基和亞磺酸基：

$$R—S—S—R' \ + \ H_2O \ \xrightarrow[\text{壓力}]{\text{高溫}} \ RSH \ + \ R'SOH$$

通過化學變化產生新的硫化鍵將頭髮形成的波紋固定下來，燙髮完成。

(二)加熱作用

毛髮在高溫（例如 100～105℃）下烘乾時，由於纖維失去水分會變得粗糙，強度及彈性受損。若將乾燥後的毛髮纖維再置於潮濕空氣中或浸入水中，則會重新吸收水分而恢復其柔軟性和強度。但是長時間的烘乾或在更高溫度下加熱，則會引起雙硫鍵或碳－氮鍵和碳－硫鍵的斷裂而使毛髮纖維受到破壞，並放出 H_2S 和 NH_3。因此，經常或長時間對頭髮進行吹風定型，不利於頭髮的健康。

(三)還原作用

毛髮中的雙硫鍵對某些還原劑非常敏感，常用的還原劑有 $NaHSO_3$、N_2SO_3、Na_2S、$HSCH_2COOH$（硫基乙酸）及其鹽（為化學冷燙劑的主要成分）等。以亞硫酸鈉還原雙硫鍵時，反應如下：

$$R—S—S—R \ + \ Na_2SO_3 \ \longrightarrow \ R—S—SO_3^- \ + \ RS^-$$

以硫基化合物（如硫基乙醇）還原雙硫鍵時，反應如下：

$$R—S—S—R \ + \ 2HS—R' \ \longrightarrow \ 2R—SH \ + \ R'—S—S—R'$$

上述反應使毛髮中的雙硫鍵被切斷,而形成賦予毛髮可塑性的硫基化合物,使毛髮變得柔軟易於彎曲,但若作用過強,雙硫鍵完全被破壞,則毛髮將發生斷裂。

上述反應生成的硫基在酸性條件下比較穩定,大氣中的氧氣不容易使其氧化成雙硫鍵。而在鹼性條件下,則比較容易被氧化成雙硫鍵,反應式如下:

$$2RSH + \frac{1}{2} O_2 \longrightarrow R-S-S-R + H_2O$$

當金屬離子如鐵、錳、銅等存在時,會加快硫基轉化成雙硫鍵的反應速度。

(四)氧化作用

氧化劑對毛髮纖維的影響比較顯著。毛髮中的黑色素可被某些氧化劑氧化生成無色的物質。依據這個特性,可用於頭髮的漂白。常用的氧化劑為過氧化氫(H_2O_2)。若在過氧化氫中加入氨水作為催化劑,可迅速而有效地漂白頭髮。同時使用熱風或熱蒸汽也可加速黑色素的氧化過程。用過氧化氫漂白頭髮時,金屬鐵與鉻具有強烈的催化作用,應予以注意。

經冷燙精處理過的頭髮,在氧化劑的作用下,部分半胱胺酸又氧化成胱胺酸,使頭髮恢復剛韌性,可以長久保持波紋的捲曲狀態。

(五)日光作用

毛髮角蛋白分子中的主鏈結構是由眾多的胜肽鍵連接起來,而 C-N 鍵的離解能比較低,約為 306 kJ/mol,日光下波長小於 400 nm 的紫外光線的能量就足以使它發生裂解。主鏈中的碳基(C = O)對波長為 280~320 nm 的光線有強的吸收,主鏈中的醯胺鍵在日光中紫外線的作用下顯

得很不穩定。再者，日光的照射還能引起角蛋白分子中雙硫鍵的開裂。因此，毛髮纖維受到持久強烈的日光照射時，能引起質髮的變化，毛髮變得粗硬、強度降低、缺少光澤、易折斷等現象。

第二節　燙髮機制與燙髮劑的組成

一、燙髮的機制

人的頭髮基本上是**角蛋白（keratin）**組成，角蛋白是蛋白質的一種，不溶於酸和鹼，而且耐酶的分解。長鏈縮胺酸組成多胜肽鏈，多胜肽鏈又通過多種側鏈鍵結在一起，形成頭髮中的角蛋白纖維。共有五種鍵結類型，即為離子鍵、氫鍵、胜肽鍵、凡得瓦力和雙硫鍵。這些鍵結共同存在使之產生彈性。

卷髮過程中的化學反應比較複雜，氫鍵在頭髮受水後可被切斷，離子鍵由於燙髮第 1 劑的鹼性條件也會被切斷。這些鍵最牢固的是胱胺酸中的雙硫鍵，燙髮就是利用硫基化合物的還原作用破壞雙硫鍵，反應式可以用下式表示；

Ker-S-S-Ker　+ RS-H ⟷ Ker-S-S-R　+　Ker-S-H
Keratin (cysteine)　　　　　mixed disulfide　reduced keratin (cysteine)

以硫基化合物（如硫基乙醇）還原雙硫鍵時，反應如下：

Ker-S-S-R +　RS-H ⟷ R-S-S-R　+　Ker-S-H
Mixed disulfide mercaptan　　disulfide　reduced keratin (cysteine)

當雙硫鍵被破壞後，頭髮中產生出游離的角蛋白硫基基團 KS⁻，在冷燙過程中，為了取得比較好的效果，應該破壞約 30% 的雙硫鍵。在此過

程中，如果適當加熱，雙硫鍵的破壞會更加加速而且徹底（**Wickett and Barman, 1985；Wickett, 1991；Manuszak et al., 1996**）。

雙硫鍵被破壞後，將頭髮扭曲變形，然後利用氧化反應產生新的雙硫鍵，使角蛋白多胜肽鏈再新的位置重新鍵結，反應可以用下式表示：

$$2 \text{ Ker-S-H} + H_2O_2 \quad \rightarrow \quad \text{Ker-S-S-Ker} \quad + \quad 2 \text{ H}_2O$$
$$\text{reduced keratin (cysteine)} \qquad \text{new kertain bond (cysteine)}$$

新的雙硫鍵讓頭髮固定在扭曲的位置，產生永久的扭曲。

通過對頭髮細微結構的研究顯示，頭髮中的角蛋白有結晶區和非結晶區的分別。結晶區沿著頭髮的縱向排列，形成微細的纖維結構。非結晶區隨著螺旋結構，包埋在縱向的纖維結構中，發揮固定的作用。實際上，頭髮在燙髮劑的處理過程中，會發生非常複雜的變化，還不止雙硫鍵的破壞和重建。現在的雙硫鍵理論是業界基本接受的燙髮機制解釋。

二、燙髮劑的組成

燙髮劑主要是由兩類化合物構成，一類是具有氧化還原作用，能切斷頭髮的雙硫鍵的還原劑。另一類是具有氧化中和作用的定型（卷曲或拉直）劑。

(一)還原劑

主要代表原料為硫基乙酸或稱為硫代乙醇酸，由於其分子兩端為硫基和羧基，具有還原性和較強的酸性，可以切斷頭髮雙硫鍵，將胱胺酸還原成半胱胺酸，使頭髮柔軟亦彎曲（**Suzuta et al., 2012**）。在配製燙髮劑

時，一般用硫基乙酸的鹽類，例如硫基乙酸銨鹽和鈉鹽。硫基乙酸進入人體時，會刺激皮膚而引起過敏、皮膚發炎及濕疹等症狀，硫基乙酸鹽類是化妝品組成分中限用物質，一般使用在燙髮劑最大允許濃度爲 8%。在化妝品標識上必須印製「含有硫基乙酸鹽類」，避免與眼部接觸，如果產品不愼進入眼睛，應立即沖洗及立即就醫。硫基乙二醇酯、硫基甘油酯等對皮膚作用較爲溫和，可以用作頭髮燙卷劑或燙直劑。

(二)氧化定型劑

過氧化氫、四硼酸鈉均可釋放出活性氧，常作爲燙髮劑中的定型劑使用。

(三)鹼劑

爲使毛髮溶脹鬆軟，增強卷曲與拉直效果，常使用鹼類物質，例如氨水、三乙醇胺等，若選用強鹼如氫氧化鉀、氫氧化鋰、氫氧化鈣其最大允許濃度必須符合相關規定之要求。

第三節　燙髮劑化妝品的功效評估

燙髮劑是一種特殊的化妝品，因爲它的銷售產品不是普通消費者，而是髮廊或美容院中的美髮師。因爲燙髮的複雜性，普通消費者很難在家獨立完成，這和其他化妝品有極大的不同。燙髮劑配方是否成功，必須得到美髮師的認可。所以，很多公司的燙髮劑的效果評估，是在髮廊中由美髮師完成的。對於國際上的許多大型化妝品企業來說，以多年的生產經驗爲基礎，產品的捲髮能力一般沒有很大的問題，需要考察的往往是捲髮後的髮質、光澤、產品的氣味等感官指標，這需要通過消費者的使用試驗考察。

　　燙髮劑效果的評價方法，基本上是模擬實際的使用條件，用原髮在規定的器具上測定，測定方法與其他種類的化妝品比較少得多。

一、燙髮劑效果的功效評估

　　對於燙髮劑燙髮效果的評價，國際上沒有通行的標準方法，應用比較廣泛的是 KIRBY 法和螺旋棒法（**Kirby, 1956**）。KIRBY 法由 D. H. Kirby 提出，經過多人的改進後，將原髮螺旋纏繞在圓棒上，圓棒和實際燙髮時所用的捲髮棒相似。這種方法得到的資料比較接近實際。

　　1994 年 3 月日本厚生省藥物局審查科化妝品審查室發布了燙髮劑燙髮效果的評價導則，基本上採用 KIRBY 法。導則明確指出這一方法是用來評價新的永久性添加劑效果的基礎實驗。

(一)捲髮效率試驗方法

　　取未經燙髮或染髮處理的健康人原髮，長度約為 20 cm，在 0.5% 十二烷基硫酸鈉溶液中浸泡 10 分鐘，溫度為 40～50℃，用流水沖洗乾淨，自然風乾。然後放置在裝有飽和氯酸鈉溶液的乾燥器中，在溫度 20℃、濕度 75% 條件下保管，作為實驗材料。

　　取 20 根這樣的頭髮，方向一致地理成一束，將毛根部用膠黏起來，用橡皮筋等固定在圖 9-3 所示器具的一端，另一端不使鬆懈，交錯地從器具上的小棒之間纏繞通過，但是注意牽引的時候不要用力過大，然後用橡皮筋等固定在器具的另一端。

　　將燙髮劑的第 1 劑置於培養皿中，並且按照產品使用說明調整好濃度與用量，將培養皿置於恆溫水槽中。將纏繞上的被檢測頭髮的檢驗器具浸泡在培養皿中的第 1 劑液體中。按照使用說明中的要求停留一段時間後，取出用流水將殘留第 1 劑沖洗乾淨。

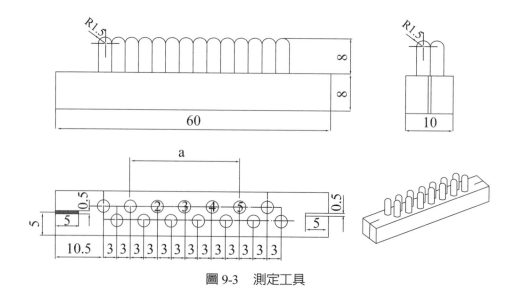

圖 9-3　測定工具

　　根據使用說明的要求,按照上述方法用第 2 劑處理待檢頭髮,並用流水將殘留第 2 劑沖洗乾淨。將頭髮從器具上小心地取下來,放在玻璃上,注意保持其原有彎曲形狀。

　　參考圖 9-4,測量 4 個波峰之間的長度,並按下式計算捲髮效率。

$$捲髮效率 = 100 - 100(b - a) / c - a$$

　　式中 a 為圖 9-3 中的 a,mm;b 為圖 9-4 中的 b,mm;c 為圖 9-4 中的 c,mm。

(二)捲髮保持率檢驗方法

　　日本厚生省藥物局審查科化妝品審查室發布用燙髮劑燙髮後,所形成捲髮的持久性評價方法。

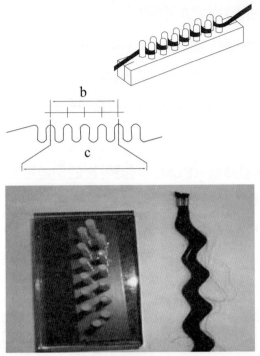

圖 9-4　卷髮效率測量方法與操作示意圖

　　將測定捲髮效果後所得的實驗用頭髮置於室內，使上面殘留的液體自然風乾，24 小時以後，放在 60℃ 的溫水中浸泡 20 分鐘，然後取出放置在玻璃板上。按照上式計算處理後的捲髮效率。再按照下列公式通過與處理前的捲髮效率比較，可以得到捲髮保持率。

捲髮保持率 ％ ＝處理後（24 小時後）的捲髮效率 ％ / 處理前（24 小時前）
　　　　　　的捲髮效率 ％

　　上述的評價方法和美髮師的實際操作相比是有一定差距的，因此取得的資料很難直接用來指導實際的操作或顧客對產品的選擇，但是由於日本將其定為標準方法，所以產生一定的權威性。

二、燙髮劑對頭髮損傷成度的評估方法

　　消費者都希望他們的頭髮結實、有彈性和富有光澤。然而燙髮會損傷頭髮的毛表皮，在髮絲表面上產生裂縫和缺口，使得頭髮失去光澤並明顯發生斷裂。因此，有必要對燙髮產品進行對頭髮損傷的評估。

(一)用電子掃瞄顯微鏡（SEM）對燙髮後的頭髮進行觀察

　　這是觀察燙髮對頭髮表面影響的最直觀的方法（**Ayer and Thompson, 1972；Puderbach and Flemming, 1979；Omi and Kawana, 2013**），一般燙髮前的正常頭髮，表面的毛鱗片（頭髮最表層的保護膜）呈屋瓦樣整齊地層疊排列。1 次燙髮後的頭髮，可以觀察到部分毛鱗片翻卷，鼓起。2 次或 3 次燙髮後，可以看到大部分毛鱗片翻卷脫落，嚴重受損（圖 9-5）。這種圖片直觀，說服力強，現在已經被大量使用在平面商品廣告中。

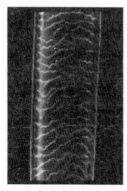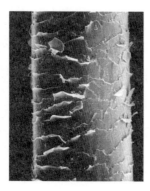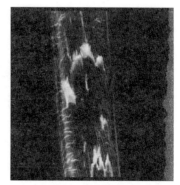

(a) 爲受損的頭髮　　(b) 毛小皮部分剝落的　　(c) 過度燙髮造成的毛小
　　　　　　　　　　　　頭髮　　　　　　　　　　皮傷害

圖 9-5　用掃瞄電子顯微鏡對燙髮前後的頭髮進行觀察

(二)使用張力儀測量燙髮後的梳理能力

對於顧客來說，燙髮後的髮質好壞，是從頭髮是否容易梳理上來反映的。國外髮用品行業經常通過測量髮束的梳理能力來評價髮用品。在頭髮的梳理過程中，梳理力是指頭髮對梳子的摩擦阻力，梳理功是梳理力和梳理行程的乘積。梳理功小，頭髮易於梳理，梳理性好。實驗中一般經由張力儀記錄頭髮對梳子摩擦阻力曲線，通過曲線下面積計算梳理能力，頭髮梳理性的測定說明請參見第七章第三節「髮用化妝品功效評估」（**Garcia and Diaz, 1976**）。

三、使用張力儀測量頭髮的拉伸特性

實驗資料說明，頭髮所能承受的最大機械張力與燙髮次數有顯著關係，頭髮所能承受的最大拉力和折斷功隨燙髮次數的增加而明顯下降（Persaud and Kamath, 2004）。燙髮 2 次或 3 次，對頭髮的機械張力的影響更加明顯，與未燙髮的頭髮比較，有統計學差異。相關數據如表 9-2 所示。

表 9-2　頭髮機械張力在燙髮劑處理前後的變化

項目	未燙髮	燙髮 1 次	燙髮 2 次	燙髮 3 次
最大力 (x±sd)/g	172±12	150±10[*]	122±12[**]	114±14[**]
折斷功 (x±sd)/10-2 J	3.49±0.42	3.17±0.44[*]	2.40±0.22[**]	2.39±0.41[**]

1. 與未燙髮比較，＊：P＜0.05；＊＊：P＜0.001。
2. 樣品數 N = 10。

四、拉伸疲勞試驗

拉伸疲勞試驗是一種能分析頭髮在壽命期內品質下降的方法。測量頭髮的拉伸特性很簡單，可以很容易地觀察到燙髮處理所引起的強度降低

（**Evans, 2009**）。但是，如果損傷沒有引起頭髮毛皮質明顯改變，只是表面損傷，拉伸特性測定的效果就會不明顯。通過反覆加力於髮絲，可以模擬它們在燙髮後所受到不斷整理，並且觀察對這種日益加劇的損傷的承受能力。

　　循環試驗機（dia-stron cyclic tester）可以用來模擬髮絲在梳理過程中所受的反覆拉伸的應力。將若干髮絲一根一根固定在 PVC 覆面的黃銅卷扣內，每根頭髮長 3 公分，並用細絲直徑分析系統進行測量每根髮絲的橫截面（圖 9-6）。

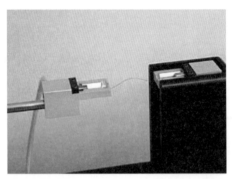

頭髮疲勞拉伸特性測試儀 CYC800

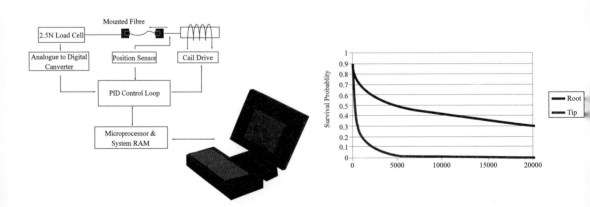

圖 9-6　頭髮疲勞拉伸性能測試儀 CYC800

資料來源：英國 Dia-Stron 公司

把髮絲的一端連接到載荷感測器上，另一端連接驅動系統，此驅動系統可以經由程式設計，完成寬範圍的移動距離速度和加速度，並能達到優於 10 μm 的位置精度。驅動系統以 10 mm/s 拉伸，直到載荷感測器記錄到 40 g。然後去掉髮絲上的載荷。這種振盪重複 30 萬次或者到髮絲斷掉為止。電腦記錄下疲勞循環的次數。電腦也可以記錄選定的載荷─伸長曲線，以觀察髮絲在應力下的改變。經由分析發現，在典型的實驗應力下不存在破壞與應力間可辨別的關係。我們僅在相當低的數值下觀察到破壞與應力的某種依賴關係，在試驗直徑較大的髮絲時就會出現這種情況。

在較高的應力下，具有裂縫或缺口形式的髮絲損傷很容易迅速擴展，起引斷裂，使循環數減小。在這些條件下，破壞的循環數決定於髮絲表面的缺陷數而非循環的次數。而在外加應力較低的情況下，破壞的循環數為依賴於髮絲的疲勞耐受量，而較少依賴於其表面損傷的存在。

收集疲勞資料最簡單的方法是記錄被破壞率，見表 9-3。

表 9-3　在 30 萬次循環後的頭髮破壞百分率

頭髮樣品	破壞百分率（%）
處理前	30
燙髮後	88
燙髮後＋不沖洗型護髮素	50
燙髮後＋水解小麥蛋白液	64

燙髮後的頭髮被破壞率最高，處理前的頭髮最低。使用不沖洗型護髮素和水解小麥蛋白液，對降低被破壞率有良好的效果。這表示護髮素確實具有一定程度上緩解燙髮損傷。然而，破壞數據的 Weibull 統計學還能導

出更多資訊。

　　大多數破壞資料可以用參數形式的 Weibull 累積分布函數模化。

$$\ln [1 - F(x)] = - (x/\alpha)^\beta$$

　　式中，F(x) 為 x 次循環時破壞的機率；1 – F(x) 為在 x 次循環時還沒有破壞的機率（存留機率）；α為 Weibull 特徵壽命；β為 Weibull 形狀參數。

　　再次取自然對數，得到下式：

$$\ln [\ln(1 - F(x))] = -\beta (\ln x) - \beta (\ln\alpha)$$

　　存留機率倒豎的雙自然對數對破壞的自然對數之函數關係曲線。此種數據為一條直線，從最佳擬合線的斜率和 y 軸截距可以算出 Weibull 特徵壽命和形狀參數。相關實驗的數據如下表 9-4。

表 9-4　經過處理的髮絲之 Weibull 壽命

頭髮樣品	形狀參數	特徵壽命／循環數
處理前	0.51	34187
燙髮後	0.31	1213
燙髮後＋不沖洗型護髮素	0.40	10979
燙髮後＋水解小麥蛋白液	0.33	5021

(一)特徵壽命（α）

　　特徵壽命（α）被嚴格定義為 63.2% 髮絲破壞時的循環數，數值愈大就意味著頭髮耐梳理和造型的能力愈好。燙髮後的頭髮在經過不沖洗型護髮素或者蛋白溶液處理後，特徵壽命值增加，說明這兩種製劑具有良好效

果，而不沖洗型護髮素的效果特別明顯。

(二)形狀參數（β）

形狀參數（β）與破壞率有關。一般來說，形狀因數大於 1 表示髮絲在疲勞時的破壞率增高。形狀因數小於 1 表示許多物品在試驗中早已被破壞了。隨著時間的推移，破壞率變成等於 1，表示達到一種恆定的破壞率。

形狀參數對所有頭髮樣品都是小於 1 的。正如前面討論的，這表示存在一個早期破壞期，有嚴重缺陷的樣品在此期間被很快除去。

(三)存留機率（1-F(x)）

Weibull 分析允許經過不同方式處理的頭髮，可以預測其破壞機率。用之前計算的 Weibull 參數可以畫出「**存留機率**」曲線；這將使我們確定經過處理的頭髮存留到選定拉伸疲勞循環次數的機率。

在之前描述過的條件下，燙髮後的髮絲大約有 15% 的機會存留到 1 萬多次的疲勞循環。在燙髮後的頭髮上噴灑不沖洗型護髮素能使頭髮的存留機率提高到 38%，而使用水解小麥蛋白溶液能使存留機率提高到 28%。與它們相比，原始頭髮有 59% 的機率存留到 1 萬次 40 克載荷循環拉伸疲勞測試。

循環拉伸疲勞測試是評價頭髮的損傷程度和為護髮素的配方篩選提供一個獨特的方法。

習題

1. 請說明頭髮的化學鍵結有哪些？

2. 燙髮的機制為何？

3. 請舉一個評估燙髮效果的方法。

📖 參考文獻

1. Rippon J A. 1992. in Wool Deying , Soc. of Dyers and Colourists, ed by D. M. Lewis, 1992.

2. Wickett R R, and Barman B G. 1985. Factors affecting the kinetics of disulfide bond reduction in hair. *J. Soc. Cosmet. Chem.* 36:75-86.

3. Wickett R R. 1991. Disulfide bond reduction in permant waving. *Cosmet. Toilter* 106(7): 37-47.

4. Suzuta K, Ogawa S, Takeda Y, and Kaneyama K. 2012. Intermolecular disulfide cross-linked structural changes induced by permant wave treatment of human hair with thioglycolic acid. *J. Cosmet. Sci.* 63:177-196.

5. Manuszak M A, Botish E T, and Wickett R R. 1996. The kinetics of disulfide bond reduction in hair by ammonium thioglycolate and dithiodiglycolic acid. *J. Soc. Cosmet. Chem.* 47:49-58.

6. Kirby D H. 1956. A method for determining the waving effivacy of cold permanent waving. *J. Soc. Cosmet. Sec. Toilet Goods Assc.* 26:12.

7. Ayer R P, and Thompson J A. 1972. Scanning electron microscopy and other new approaches to hair spray evaluation. *J. Soc. Cosmet. Chem.* 23:617-636.

8. Puderbach H, and Flemming P. 1979. X-ray analysis on the scanning electron microscope in hair cosmetic evaluation and development. *Cosmet. Toilter* 94:79-84.

9. Omi T, and Kawana S. 2013. Adverse effects of permanent waving and hair relaxation- assessment by scanning electron microscopy (SEM). *J. Cosmet. Dermatol. Sci. Appl.* 3:45-48.

10. Garcia L M, and Diaz J. 1976. Combability measurements on human hair. *J. Soc. Cosmet. Chem.* 27:379-398.

11. Persaud D, and Kamath T K. 2004. Torsional method for evaluating hair damage and performance of hair care ingredients. *J. Cosmet. Sci.* 55 (Suppl): S65-S77.

12. Evans T A. 2009. Fatigue testing of hair-A ststistical apprpach to hair breakage. *J. Cosmet. Sci.* 60:599-616.

第四篇 口腔衛生化妝品功效評估

　　牙齒與口腔衛生用品是化妝品的重要組成部分，功能性牙膏是普通牙膏中特別添加某種有針對性的藥物，在清潔牙齒同時兼有預防口腔疾病且安全無毒的口腔衛生用品。近年來功能不同的藥物牙膏不斷被推出，它們在防治牙病的作用已得到國內外牙膏研製者、開發者、生產者、使用者和牙科醫師的認可。無論是研製者還是使用者，對牙齒、牙周組織及常見疾病進行一定程度的瞭解，對研製或選擇針對性強的口腔衛生用品、保護好牙齒都是有益和必要的。

第十章　口腔衛生化妝品功效評估

　　牙膏、牙刷及漱口水的主要目的是清潔牙齒、保護口腔衛生，也是人們日常生活不可缺少的的日用消費品。使用口腔衛生用品的目的已由初期清潔牙齒，慢慢轉變成可治療或預防口腔疾病爲訴求。添加具有針對性的藥物的產品如含氟牙膏、抗菌牙膏、抗敏牙膏等功能性牙膏不斷被推出，它們用來防治牙病的作用已得到國內外牙膏研製者、開發者、生產者、使用者和牙科醫師的認可。伴隨著化妝品法規國際化統一的發展，口腔衛生品亦歸屬於化妝品的定義範疇內。本章以口腔病理生理需求的角度，介紹口腔衛生用品及其功效評估。

第一節　牙齒與常見牙病

　　牙齒是鈣化的硬固性物質，所有牙齒都被結實地固定在上下牙槽骨中，如圖 10-1 所示。裸露在口腔裡的部分稱爲**牙冠**（**crown**）；嵌入牙槽中看不見的部分稱爲**牙根**（**fang**）；中間部分稱爲牙頸；牙根的尖端稱爲根尖。

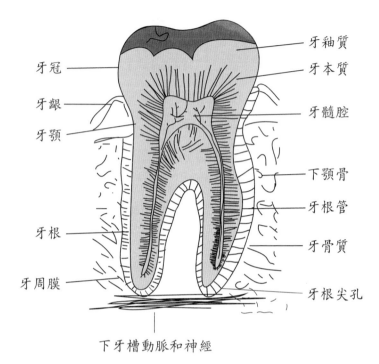

圖 10-1　牙齒及周圍組織剖面圖

一、牙體組織

　　牙齒的本身稱為牙體。牙體包括**牙釉質（enamel）**、**牙本質（dentin）**、**牙骨質（cementum）**和**牙髓（pulp）**等四個部分。

(一)牙釉質

　　牙冠表面覆蓋著牙釉質，亦稱為琺瑯質。釉質的厚度因部位不同而有差異，在切牙的切緣處，釉質厚約 2 mm，在磨牙的牙尖處，厚約 2.5 mm，在牙頸釉質最薄。牙釉質是人體中最硬的組織，成熟的牙釉質的莫氏硬度為 6～7，差不多與水晶及石英同樣硬，在接近牙釉和牙本質交界處（特別是牙頸），硬度較小。釉質的平均密度為 3.0 g/ml，抗壓強度為 75.9 MPa。牙釉質的高強硬度，使它可以承受數十年咀嚼壓力和摩擦，將

食物磨碎研細，而不致在行使功能中被壓碎。

　　天然牙釉質呈暗白色或輕微米色，有一定的透明度。薄而透明度低的牙釉質，能透出牙本質的淺黃色，使牙冠成黃白色；厚而透明度低的牙釉質則使牙冠呈灰白色；牙髓已死的牙齒透明度和色澤都有改變。

　　釉質是高度鈣化的組織，主要是能夠產生輕微多孔表面的羥基磷灰石（$Ca_3(PO_4)_2 \cdot Ca(OH)_2$）礦物晶體組成的，其他如碳酸鈣、磷酸鎂和氟化鈣，還有少量的鈉、鐵、鉛、錳、鍶、銻、鉻、鋁、銀等元素。釉質中的有機物和水分約占 4%，其中所含的有機物僅占 0.4%～0.8%，有機物主要是一種類似角質的糖蛋白複合體，稱爲角蛋白。釉質內沒有血管和神經，能保護牙齒不受外界的冷、熱、酸及其他有機性刺激。

(二)牙本質

　　牙本質是一種高度礦化的特殊組織，是構成牙齒的主體，呈淡黃色。冠部牙本質外蓋有牙釉質，根部蓋有牙骨質。牙本質的硬度不如牙釉質，莫氏硬度爲 5～6，由 70% 左右的無機物和 30% 左右的有機物和水組成。無機物中主要爲羥基磷灰石微晶。有機物約爲 19%～21%，主要是膠原蛋白，另有少量不溶性蛋白和脂類等。牙本質內有很多小管，是牙齒營養的通道，其中有不少極微細的神經莫梢。因此，牙本質是有感覺的，一旦釉質被破壞，牙本質暴露時，外界的機械、溫度和化學性刺激就會引起牙齒疼痛，這就是牙本質過敏症。

(三)牙骨質

　　牙骨質是覆蓋在牙根表面的一種很薄的鈣化組織，呈淺黃色。硬度不如牙本質與骨相似，含無機物約 45%～50%，有機物和水約爲 50%～55%。無機物中主要是羥基磷灰石，有機物主要是膠原蛋白。由於其硬度不高且較薄，當牙骨質外露時，容易受到機械性的損傷，起引過敏性疼痛。

(四)牙髓

牙髓是位於髓腔內的一種特殊的疏鬆結締組織，牙髓可以不斷形成牙本質，提供抗感染防禦機制，並維持牙體的營養代謝。如果牙髓壞死，則釉質和牙本質因失去主要營養來源而變得脆弱，釉質失去光澤且容易開裂。牙髓由牙本質包圍，牙本質受牙髓的營養支配和神經支配，同時也保護牙髓免受外界刺激。

牙髓的血管來自頜骨中齒槽動脈分支，它們經過根尖孔進入牙髓，稱為牙髓動脈。牙髓神經來自牙槽神經，伴同血管自根尖孔進入牙髓，然後分為很多細的分支，神經末梢最後進入牙本質細胞層和牙本質中。

老年人的牙髓組織也和生物體其他器官一樣，發生衰老性變化，如鈣鹽沉積、纖維增多、牙髓內的血管脆性增加、牙髓腔變窄等，這些都會影響牙髓對外界刺激的反應力。

二、牙周組織

牙齒周圍的組織，稱為牙周組織，包括**牙周膜（periodontal membrane）**、**牙槽骨（alveolar bone）**和**牙齦（gingiva）**。

(一)牙周膜

牙周膜位於牙根與牙槽骨之間的結締組織，主要是連結牙齒與牙槽骨，使牙齒得以固定在牙槽骨中，並可調節牙齒所承受的咀嚼壓力以及緩衝外來壓力，使其不直接作用於牙槽骨，即使用力咀嚼，腦組織也不致受震動。牙周膜具有韌帶作用，故稱為牙周韌帶。

牙周膜是纖維結締組織，由細胞、纖維和基質所組成。在牙周膜內分布著血管、淋巴管及神經等。不僅可提供牙骨質和牙周膜所需營養，且在病理情況下，牙周膜中的造牙骨質細胞和造骨細胞，能重建牙槽骨和牙骨質。

　　牙周膜的厚度和它的功能大小有密切關係，在近牙槽脊頂處最厚，在近牙根端 1/3 處最薄。未萌出牙齒的牙周膜薄，萌出後擔當咀嚼功能，牙周膜增厚，老人的牙周膜又稍變薄。在同一生物體上切牙比磨牙的牙周膜厚。牙周膜一旦受到損害，無論牙體如何完整，無法維持其正常功能。

(二)牙槽骨

　　牙槽骨是上、下頜骨包圍牙根的突起部分，又稱牙槽突。容納牙齒的凹窩，稱為牙槽窩；游離端稱為牙槽脊頂。牙槽骨隨著牙齒的發育而增長，牙齒缺失時，牙槽骨也就隨之萎縮。牙槽骨是全身骨骼中變化最活躍的部分，它的變化與牙齒的發育和萌出、乳牙的脫換、恆牙移動和咀嚼功能等有關係。在牙齒萌出的移動的過程中，受壓力側的牙槽骨骨質發生吸收，而牽引側的牙槽骨質新生。

(三)牙齦

　　牙齦是圍繞牙頸和覆蓋在牙槽骨上那一部分牙周組織。牙齦的作用是能保護基礎組織，牢固地附著在牙齒上，它對細菌感染構成一個重要屏障。

二、常見牙病

　　常見牙病主要包括齲齒病、牙周病和牙本質敏感症等。牙病發病的原因有全身和局部的因素：全身因素包括營養缺乏、內分泌和代謝障礙等；局部因素主要是附著在牙面上的沉積物對牙齒、牙齦和牙周組織的作用。

(一)牙面沉積物

　　牙面沉積物包括有軟、硬兩種。短的是牙菌斑和軟垢，硬的是鈣化的牙結石。牙菌斑、軟垢和牙結石與齲齒、牙周病的發病和發展有密切的關係。

1. 牙菌斑

徹底清潔的牙釉質表面與唾液（唾液中水分占 99.5%，各種固體成分占 0.5% ，唾液的 pH 值爲 5.6～8.0，平均值爲 6.7）接觸數秒鐘後，即爲一層有機薄膜所覆蓋，此即**獲得性膜（acquired pellicle）**。該薄膜在開始的 1～2 小時內膜的厚度增加較快，此後增加速率變得緩慢。獲得性膜的主體由唾液蛋白質所構成，形成機制是蛋白質的選擇性吸附。

在開始 4 小時內形成的唾液獲得性膜是無菌的，8 小時後，逐漸有各種類型細菌附著，24 小時內，牙面幾乎全部被微生物所覆蓋。各種微生物嵌入到有機基質中，在牙面形成一種不定形的微生物團塊，此即爲**牙菌斑（dental plaque）（Gillings, 1977）**。牙菌斑是一種緻密的、非鈣化的、膠質樣的膜狀細菌團，一般多分布在點隙、裂溝鄰接面和牙頸部不易清潔的部位，且較緊密地附著在牙面，不易被唾液沖洗掉或在咀嚼時被除去。

牙菌斑由細菌和基質所組成，菌斑內的細菌至少有 20 多種，牙菌斑中最常分離出的細菌有鏈球菌、放射線菌、奈瑟菌（*Nesseria*）、范永氏球菌和棒狀桿菌（*Corynebacterium diphtheriae*）等。菌斑基質由有機質和無機質組成，有機質的主要成分爲多糖、蛋白質和脂肪，無機質主要是鈣和磷，還有少量的氟和鎂。這些基質來源於唾液、食物和細菌代謝產物。口腔衛生不良和常吃易黏附的食物與蔗糖者，牙菌斑形成較快。

2. 軟垢

軟垢是附著在牙齒表面近牙齦緣的軟性污物，由食物碎屑、微生物、脫落的上皮細胞、白血球、唾液中黏液素、蛋白、脂類等混合組成。一般在錯位牙和牙齦緣 1/3 處最多，呈灰白色或黃色，容易去除。

3. 牙結石

牙結石是由牙菌斑礦化後形成的，牙菌斑中的鈣鹽主要是唾液而來，

初期呈現可溶性鈣鹽，日久轉變成不溶性鈣鹽，即牙結石。但並不是所有的牙菌斑都會礦化變成牙結石。牙結石多沉積於不易清潔的牙面，尤其是唾液腺開口附近的牙面上，如下前牙的舌面、上頜磨牙的頰面沉積最多。此外，失去咀嚼功能的牙齒、錯位牙、單側無咀嚼功能的牙齒咬合面都容易沉積。牙結石附著牢固、質地堅硬，較難除去。

　　牙結石中無機物含量為 75%～83%，主要是羥基磷灰石，另有微量的銅、銀、鈉、錫、鋅、鋁、鋇、鉻等。有機物質成分包括角蛋白、黏蛋白、核蛋白、黏多糖、脂肪及數種胺基酸。牙結石中磷的含量比牙菌斑中高 3 倍，鈣含量也較多。菌斑的礦化最初是沿著牙菌斑附著牙面側發生，礦化不斷進行，大約數月後達到高峰。

(二)齲齒

　　齲齒（**dental caries**）是牙齒硬組織發生脫鈣，繼之牙齒內有機物分解，逐漸使牙齒破壞、崩解的一種疾病（**Greene et al., 1989**）。

　　齲齒的發生與多種因素有關，例如營養、體質、口腔衛生等，其中細菌的存在是齲齒發生的必不可少的重要條件。口腔內的細菌一般有鏈球菌、乳酸桿菌等，它們能將口腔中殘留的碳水化合物發酵產生乳酸。齲齒病原菌的鏈球菌突變菌，受到分布在細菌表層的部分葡萄糖轉移酶的作用，從蔗糖合成了不溶於水並有黏性的**葡聚糖**（**glucan**），牢固地黏在牙齒上，由於細菌的作用可在牙齒表面形成牙菌斑，使其製造的有機酸能較長時間跟牙齒表面密切接觸，這樣就可以使牙釉質中的一種礦物質——羥基磷灰石（$Ca_3(PO_4)_2 \cdot Ca(OH)_2$）被酸溶解，生成磷酸氫根離子和鈣離子，即：

$$Ca_{10}(PO_4)_6(OH)_2 + 8\,H^+ \rightarrow 10\,Ca^{2+} + 6\,HPO_4^{2-} + 2\,H_2O$$

反應生成離子由牙內向齒外擴散，最終被唾液沖走。這樣，由於礦物

質的流失，造成牙齒硬組織出現白斑、軟化、缺損，最終齲洞形成，並由牙表面向牙骨質深入，甚至危及牙髓質。

齲齒是牙齒在多種因素影響下，硬組織發生慢性進行性破壞的一種疾病。一般情況下，齲齒是由牙釉質或牙骨質表面開始，逐漸向深層發展，破壞牙本質。根據齲齒破壞程度分爲淺齲、中齲和深齲。

1. 淺齲（牙釉質齲、牙骨質齲）

破壞程度僅限於牙釉質或牙骨質，尚未達到牙本質，一般無臨床症狀，因常常得不到即時治療。

2. 中齲（牙本質淺層齲）

爲齲齒病進展至牙本質淺層，一般無症狀有時對酸、甜、冷或熱刺激有反應性疼痛，刺激去除後疼痛立即消失，牙本質齲的發展會比牙釉質快。

3. 深齲（牙本質齲）

是齲齒病進展至牙本質深層，接近牙髓腔，一般對溫度、化學或食物嵌入洞內壓迫等刺激引起疼痛反應，刺激去除後疼痛立即消失，如齲齒病進展緩慢，由於牙髓內有修復性牙本質形成，有可能不出現症狀。

每個牙齒和每個牙齒的各部位對齲齒的易感性都有不同，患齲齒機率也不同。在恆齒列中，下頜第一、第二臼齒得患齲齒機率最高，上頜第一、第二臼齒得患齲齒機率次之；乳牙中，乳臼齒患得齲齒機率最高。從牙齒部位來看，面點隙、裂、溝處不易清潔常滯留食物殘渣和細菌，因此易患得齲齒；牙齒的舌面、頰（唇）面牙尖和切緣部位，不僅光滑，而且又受到咀嚼、舌的運動和唾液的沖洗等自然的清潔作用，使食物和細菌不易滯留，故不易發生齲齒。

(三)牙本質敏感症

牙本質敏感症（dentinal hypersentitivty）是指牙齒遇到冷、熱、酸、甜和機械等刺激時，感到酸痛的一種牙病，國內外得到過敏病的成年人比例都很大，也是一種常見病。

牙本質敏感症的機制為外界刺激通過牙本質小管而引起作用。當牙本質受到損傷時，刺激可以直接作用於牙本質小管的神經，而刺激衝動的傳入，牙本質小管內充滿著組織液，並且與牙髓組織液相溝通，牙本質小管內的液體運動會產生一定的壓力，眾多的牙本質小管內液體的同時運動，所形成的壓力便可刺激牙本質神經，而激發衝動的傳入。例如，溫度的改變，使小管內液體膨脹或收縮而發生相應運動；由牙釉質與牙本質膨脹係數的差異，小管內液體與管周圍牙齒組織的膨脹係數亦不相同，在溫度改變時，可以引起牙齒硬組織變形，產生小管內液體運動，加壓於牙本質神經，激發衝動。因此，避免齲齒病的發生，阻塞牙本質小管、降低牙體硬組織滲透性，提高牙體組織的緩衝作用等，均可以有效地防止牙本質敏感症的發生（**Topbasi et al., 1998**）。

(四)牙周病

包圍著牙齒的組織稱為牙周組織，發生於牙周組織的炎症稱為**牙周病（periodontal disease）**。牙周炎是由於牙結石等局部病因和營養、內分泌、消化系統疾病等全身性病因引起的。牙周炎的症狀一般為牙內紅、腫、出血，嚴重時也會出膿，牙周炎症加劇可出現牙齒鬆動。

牙周病是指牙齒支持組織發生的疾病，類型有牙齦病牙周炎以及咬合創傷和牙周萎縮等，其中以牙齦病最為普遍。牙齦病是侷限於牙齦組織的疾病，以慢性邊緣牙齦炎最為常見。一般自覺症狀不明顯，部分患者牙齦有癢脹感，多數患者當牙齦受到機械刺激，例如牙刷、咀嚼食物、談

話、吸吮時，牙齦出血；也有少數患者在睡覺時發生自發性出血（**Genco, 1996**）。早期治療，不僅效果好，還可以預防其發展爲牙周炎。

牙周炎是牙周組織皆受影響的一種慢性破壞性疾病，不僅牙齦有炎症，且牙周膜、牙骨質、牙槽骨均有改變。牙周炎的主要臨床特點是形成牙周袋，即牙周組織與牙體分離、伴有慢性炎症和不同程度的化膿性病變，導致牙齦紅腫出血，在化膿性細菌作用下，牙周袋溢膿，最終導致牙齒鬆動、牙齦退縮、牙根暴露，出現牙齒敏感症狀。

牙周病的發展過程中呈現週期性發作，有活動期和靜止期。活動期與局部刺激的強弱和生物體抵抗力有密切關係，如不及時進行適當治療，活動期和靜止期交替出現，就會逐漸破壞牙齒的支持組織。牙周病的早期往往無明顯的自覺症狀，故一般人多不重視。一旦病變繼續發展，可發生牙齦出血、溢膿、腫脹、疼痛、牙齒鬆動等，使咀嚼功能下降，嚴重者可因此喪失牙齒。

第二節　口腔清潔對策

口腔清潔的對策就是使用**潔牙劑（dentifrices）**進行口腔清潔，潔牙劑是牙刷的輔助用品，具有摩擦作用去除菌斑、拋光牙面，使口腔清爽。潔牙劑中的芳香劑，有爽口、除去口臭的作用。潔牙劑還能作爲載體將某些藥物傳遞到牙面、齦溝或牙周袋內，達到抑制致病菌，消除菌斑的作用。目前，用於口腔清潔的潔牙劑的種類有：牙膏及漱口劑兩種類型。

一、牙膏

牙膏（toothpaste）是用於和牙刷配合，達到清潔牙齒可接觸表面的一種產品。牙膏是一種複雜的混合物，組成包括水、洗滌劑、保濕劑、增稠劑、細粉狀研磨劑、食用香料和防腐劑等主要基本成分。一般製備牙膏

的兩個要素是研磨劑和食用香料的口感及風味。

　　牙膏的基本功能是在牙刷的配合下，去除口腔中食物殘屑和牙垢，使牙齒清潔、美觀，同時又有清涼爽口之感和預防牙病的功能，以達到口腔衛生，促進人類延年益壽的目的（**Forward, 1991**）。近年來，由於強調牙膏預防牙病的功能，具有特殊功能的添加劑被添加至牙膏中，以期防治某些口腔及牙科的常見疾病，達到口腔衛生保健與護理的目的，這些添加劑的加入對於牙膏的結構、起泡能力、清潔牙齒和口氣改善等功能均有很大的改變。牙膏的分類方法很多，可按照酸鹼度、研磨劑、洗滌劑、香型、劑型、包裝和劑量方法等（如表 10-1 所示）。

表 10-1　牙膏的分類

分類方法	名稱
酸鹼性分類	中性、酸性和鹼性牙膏
研磨劑分類	碳酸鈣、磷酸鈣和磷酸氫鈣、焦磷酸鈣、不溶性偏磷酸鈣、水合二氧化硅和三水合氧化鋁，其他研磨劑（有機聚合物，如三聚氰胺—甲醛物、苯丙乙烯、聚乙烯和聚甲基丙烯酸酯聚合物等）的牙膏
洗滌劑分類	皂基和合成洗滌劑的牙膏
劑型分類	膏狀和凝膠的牙膏
劑量型式分類	軟管型和一次性包裝牙膏
功能分類	氟化物牙膏（減少齲齒）、防牙結石牙膏、防牙斑牙膏、過敏性牙膏（減敏或脫敏）、除臭牙膏、鍵合牙齒的牙膏、兒童牙膏
活性物質分類	過氧化物牙膏、葉綠素牙膏、酶製劑牙膏、含氟化物牙膏和各類藥物牙膏等
香型分類	留蘭香香型、薄荷香型、冬青香型、水果香型、豆蔻型和茴香型等

(二)牙膏的功能及作用

牙膏的作用是爲了美觀，有的是爲了治療或二者兼而有之。充分地發揮牙膏的摩擦作用，去除牙面菌斑，除達到清潔作用外，還可以減少齲齒、牙面和牙齦炎的發展與發生、美觀作用、清結合拋光牙面，保持牙齒清潔美觀、爽口。

牙膏的功能

1. 有助於機械性去污，增強刷牙的效果。

2. 有助於消除口臭，使之爽口舒適。

3. 如加有藥物，如氟化鈉、氯化鍶等，有防止齲齒、消除菌斑、防治口腔疾病的作用。

牙膏的作用可以分爲物理作用、化學作用、生物學作用等。

1. 物理作用

是指牙膏的摩擦劑在牙刷的配合下，機械地刷除牙齒表面附著物如食物殘渣、牙菌斑和牙垢。

2. 化學作用

主要是洗滌劑在刷牙過程中發泡、乳化、吸附牙齒及口腔內污垢，使黏附物產生溶解、分解、中和等作用而達到清潔牙齒的目的。

3. 生物學作用

主要是抑菌作用，口腔內存在很多細菌，其中不少是有害細菌，通過牙膏中有效成分可抑制口腔細菌的生長，從而保護牙齒健康和口腔衛生。

二、漱口水

一般漱口用清潔水，爲輔助預防和治療口腔疾病，常用加入某些藥物

的溶液作爲**含漱劑**（**collutory**），例如利用 0.2%～0.01% 氟化鈉液漱口防齲，用 1/5000 高錳酸鉀溶液，1/1000 利凡諾爾氏液，1/2500 洗必泰液，1/5000 呋喃西林液以抑菌、殺菌、消炎，用 3% 硼酸溶液、複方硼砂溶液、1% 過氧化氫液以清潔、防腐、除臭等，1/1000 檸檬液以增加唾液的分泌等。

　　利用加有藥物的漱口水是具有一定治療效果的，但要注意不要將其作爲日常用品，當口腔的疾病痊癒後，就應該停止使用，否則久用可使口腔內正常菌群失調。用清潔水或是淡鹽水含漱則對口腔組織無損傷。

第三節　口腔衛生功效評估

　　口腔衛生用品的功效主要在牙齒的防齲、清潔、美白等方面，爲了保證口腔衛生產生品的有效性，必須具有一系列的效果評價方法，以下以牙膏爲例，介紹牙膏的四種功效評價方法。

一、牙膏除漬功效的評價方法

(一)原理

　　羥基磷灰石是牙齒的主要成分，羥基磷灰石粉末對色素有很強的吸附能力（**Marcus and Ginzler, 1982；Stookey et al., 1982**）。本方法利用羥基磷灰石粉末模擬牙齒爲色素吸附的載體（圖 10-2）（**Wulknitz, 1997**），以紅茶作爲牙漬源。先用牙膏漿的上清液處理羥基磷灰石，然後測試它對茶漬吸附能力。通過比較處理過的羥基磷灰石粉末的顏色進行定性評估，將處理過的羥基磷灰石粉末溶解，測定其吸光度數值，進行定量評估。

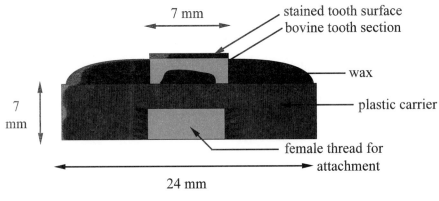

圖 10-2　色素吸附的載體

(二)儀器設備

　　分析天平（靈敏度為 0.0001 g）、離心機（15000 rpm/min）、分光光度計、眞空幫浦、漩渦混合器、10 ml、50 ml 離心管、抽氣過濾瓶、濾紙。

(三)試劑

　　羥基磷灰石（粉末狀）、1 mol/L 鹽酸（分析級）、紅茶或替代品、蒸餾水。

(四)實驗步驟

1. 材料

(1)紅茶：加 5 g 紅茶於 100 ml 沸水中，浸泡 30 分鐘，過濾。此溶液在 3 小時內使用。

(2)牙膏液：秤取 1 份牙膏和 3 份水於 50 ml 離心管中，震盪混勻 15 分鐘，使牙膏充分分散溶解。在 15000 rpm/min、常溫下離心 15 分鐘，保留上清液備用。

2. 防漬功效評估

(1) 分別秤取 0.2 g 羥基磷灰石粉末於 n + 2 個離心管中（n 為牙膏樣品個數），另外兩支用來做高效和無效對照組，這裡分別稱為 H 和 L。

(2) 分別向離心管中加入 10 ml 相對應的牙膏液，向 H 和 L 中加入 10 ml 水，在震盪混合器上震盪 1 分鐘，以 15000 rpm/min 離心 15 分鐘，除去上清液。

(3) 分別加入 20 ml 水，震盪 2 分鐘，以 15000 rpm/min 離心 15 分鐘，除去上清液。重複此步驟兩次。

(4) 向 H 中加入 10 ml 水，向其他管分別加入 10 ml 紅茶，震盪混合 3 分鐘，在以 15000 rpm/min 離心 15 分鐘，除去上清液。

(5) 分別加入 20 ml 水，震盪 2 分鐘，以 15000 rpm/min 離心 15 分鐘，除去上清液。

(6) 加入 20 ml 水，震盪 2 分鐘，然後抽濾，用 10 ml 水洗滌濾紙上的沉澱 1 次。在空氣中放置過夜，風乾。

3. 定性評估：將所有載有處理過的羥基磷灰石粉末的濾紙置於明亮的日光燈下，用肉眼判斷顏色的深淺。顏色愈淺，牙膏的潔白效果愈高，反之功效愈低。

4. 定量評估：

(1) 秤取 0.1 g 處理過的粉末於離心管中，加入 25 ml、1 mol/L 鹽酸，震盪使其完全溶解。

(2) 以 1 mol/L 鹽酸為對照，測定所有溶液在 350 nm 波長下的吸光度值。

(3) 用以下公式進行定量評估：

$$E = (A_1 - A_s) / (A_1 - A_h) \times 100$$

式中，E 為潔白功效；A_1 為無效對照的吸光度值；A_h 為高效對照時的吸光度值；A_s 為被評估樣品的吸光度值。

E 值愈高，牙膏的潔白效果愈好。

5. 註解

(1) 此方法只對牙膏可溶部分的潔白功效進行評估。

(2) 因羥基磷灰石的處理手法及處理時間對評估結果影響較大，所以羥基磷灰石在一次實驗內或不同次實驗間，樣品的處理方法及時間要確保一致。

(3) 由於牙漬源對結果的影響非常大，而且要得到相同的牙漬源非常困難，所以在這裡用潔白功效 E 值為不同次實驗結果進行評估，而沒有絕對吸光值進行直接比較。

二、牙齒顏色的測量方法

視覺比色是一種主觀過程，比色的準確性和穩定性受多種主客觀因素的影響。儀器比色在一定程度上彌補了視覺比色的不足，具有客觀和定量的特點。隨著科技進步，愈來愈多比色儀器應用在臨床牙齒的顏色測量，藉由捕捉牙齒圖像及通過專業圖像分析軟體分析，並參比標準色板像得色值，可得每個圖像（Pixel）的 RGB（紅、綠、藍）值，然後對得到的所有圖像的 RGB 值進行統計分析，從而計算出牙齒圖像的 RGB 的平均值。再將其轉換為標準三維顏色體系的 L*（暗至亮）a*（綠至紅）b*（藍至黃）值，完成該牙齒圖像的顏色分析。

　　根據測色原理的不同，比色儀器主要分為色度計和分光光度計。色度計主要是測量物體色的三刺激值或色品座標的儀器，由於不能測出物體色的光譜反射率或透射率，通過模擬紅綠藍三原色，大約估計出顏色。因為只有三個點參與計算，但對計算其顏色指數並不精確。分光光度計比色儀可以捕捉物體反射、散射和透射光的光譜，這些數據經過外理後可轉換為物體的顏色訊息。根據一次測量面積的大小分為**點測量型（spot measurement, SM）**和**全牙面測量型（complete tooth measurement, CTM）**比色儀，點測量型比色儀通常設計為接觸式測量儀器，但牙齒表面並不是理想平面，因此在測量時存在邊緣丟失效應，導致誤差產生。全面型測量比色儀可以捕捉整個牙面反射和散射的光，不存在邊緣丟失效應。同時可以拍攝牙齒圖像，可提供牙醫較直觀的參考。

（一）Shade Vision（X-rite's, Michigan, 美國）

　　是全面測量型的色度計比色儀，是一種無線、手持設備，能夠一次捕捉單顆牙的色素訊息（**Chu et al., 2010**），數據上傳至電腦後，相應軟體對牙齒顏色進行分析，可以獲得牙齒的色調、明度和飽和度，並與比色板匹配（圖 10-3）。

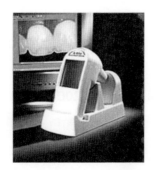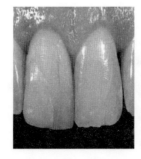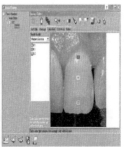

圖 10-3　Shade Vision 色度計比色儀

(二) EasyShade（Vita Zahnfabrik, 德國）

　　為點測量的分光光度計比色儀（**Miyoshi and Sasaki, 1999; Chu et al., 2010**）。該設備輕巧、無線，操作方便（圖 10-4(a)）。探頭直徑為 5 mm，適合用於測量牙中部顏色（圖 10-4(b)）。可與 VITAPAN16 色經典比色板（圖 10-4(c)）和 VITA 3D-Master 比色板（圖 10-4(d)）搭配判讀牙齒顏色的明度。

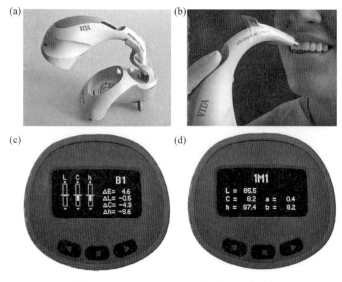

圖 10-4　EasyShade 分光光度比色儀

(三) Crystaleye（Olympus, Tokyo, 日本）

　　是全牙面測量型分光光度計比色儀（**da Silvaet al., 2008; Chu et al., 2010; Chen et al., 2010**）（圖 10-5(a)），能準確地測量顏色，還能捕捉牙齒甚至牙列的圖像，更能反映出牙齒在周圍環境中表現的真實色彩（圖 10-5(b)），配套軟體（Crystaleye application v.1.4, Olympus）功能豐富，能對牙齒顏色進行詳細分析（圖 10-5(c)），可以得到更客觀更全面、更精

確的臨床比色。

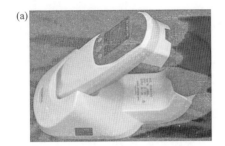
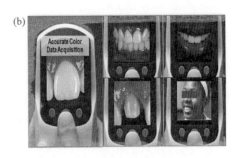
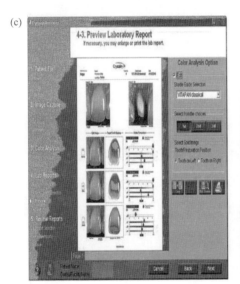
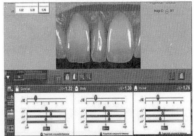
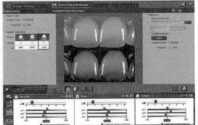

圖 10-5　Crystaleye 分光光度比色儀

三、牙膏摩擦值測定方法

　　本方法即爲美國牙科協會實驗室測定牙膏摩擦值（Hefferren）方法（**Grabenstetter et al., 1958; Hefferren, 1976; Lehnoff and Muller, 1984; Philpotts etal., 2005**）。

(一)設備及材料

1. 標準參照摩擦劑

標準參照摩擦劑由特定量焦磷酸鈣組成，Monsant Company 公司提供。

2. 儀器

(1)摩擦機：橫向摩擦機是選定一種機型（圖紙可向美國牙醫協會索取），它具有八個位置可提供固定樣品用。牙刷被固定好以後，施加已設定好的壓力，浸在牙膏溶液中做往復運動。牙刷運動的距離不要長於刷頭長度以便樣品與刷頭接觸時不產生損失。安放牙膏懸浮液的方法隨機的型號而所不同，但都應該易於除去懸浮液樣品。當牙刷刷動的時候，要有一些裝置來攪動膏體，可在刷頭下面安裝一個橡膠混合片，在刷頭運動時，這些橡膠片能防止摩擦劑沉降到裝牙膏樣品容器的底部。

(2)放射線性檢測器：推薦使用兩種放射線檢測器的方法測定牙膏懸浮液的放射性：a. 藍革—彌勒圓片式計數器方法。b. 液態閃爍檢測器方法。使用藍革—彌勒方法時，樣品要在特定條件下乾燥，而使用液態閃爍檢測器的優點是可以直接讀出數據。用計數測定放射性就是測定在一段時間內，使讀數差值小於 2% 的預期減弱的 α 粒子值，它要求 1000 次信號為最小量，時間至少 1 分鐘，如果讀數時間變得很長，則可以增加刷動次數。

3. 牙齒樣品的說明

(1)牙齒樣品

a. **選擇**：選擇人的永久性根部牙齒做基質，可使用精選的生命力強的單根牙齒，而下顎骨門齒，由於尺寸小，不能使用。樣品長度至少 14 mm，細的一端要 2 mm 以上，所有牙齒不得有齲齒，無解剖缺陷。精選

好後，貯存在 4% 中性甲醛溶液中。

　　b. **製備**：用柔軟的紡織品擦淨牙根和牙骨質。然後，用分離盤的水流下去掉齒冠和齒尖。

　　c. **照射**：八個樣品都要進行照射，另外加一、二個牙齒供校正因子使用。把樣品放到 4% 甲醛中，用核反應器照射，幾個小時後，中子流量足以產生大約 $1m \ Ci^{32}P\beta$ 輻射。要避免反應器溫度升高，適當保護樣品免受快中子和 γ 射線的影響。照射後的樣品要在設備條件好的實驗室裡進行處理。在半衰期內，樣品由於超量輻射不能使用，應該在第二個半衰期條件以前使用，否則活性減弱。^{32}P 的半率期為 14.3 d，所以一組可以有效使用的牙齒壽命為四周。

　　d. **樣品安裝**：樣品將被單獨安裝在冷硫化甲基異丁烯酯補齒樹脂上，使用形狀取決於摩擦機的樣品盤。樣品要凸出於口腔／舌頭樹脂表面至少 2 mm。刷動方向要與樹脂骨架相平行，以便遇到大牙齒能做垂直運動。把安裝好的樣品放入 4% 甲醛溶液中保存。

　　(2) **牙釉質樣品**

　　a. **選擇**：牙釉質樣品選擇標準與牙齒一樣，取自人類上顎骨門齒。

　　b. **製備**：要在除去牙根後，才能使用它的整個表面，清潔牙釉質的方法與清潔牙齒相同。

　　c. **照射**：牙釉質照射與牙根部所使用的方法一樣，根部牙與牙釉質可根據需要同時放到一起照射。

　　d. **樣品安裝**：牙釉質樣品的安裝與根部樣品相同，唇形表面將凸出 2 mm，並與樹脂表面平行。

4. 牙刷

　　使用牙刷應是中等硬度尼龍毛刷，刷毛根應在一個平面上，不能呈鋸

齒形或隆起一束的情況。刷毛長約 10 mm，50 束均勻分布，這種刷在市場上可以買到，且能滿足標準要求。在第一次使用前，把牙刷放於水中過夜，以後也一直存放在水中直到廢棄爲止。每一套牙齒要用一套新牙刷，不要在摩擦機運轉而刷頭還未脫離樣品時取牙刷，以免弄彎刷毛。每次運轉開始，調整牙刷上樣品壓力爲 150 g，這個壓力值每天至少檢查兩次，調整壓力的方法由摩擦機的型號決定。

5. 參照稀釋劑

稀釋劑爲 0.5% CMC 溶液（含 10% 甘油），如製備成 1 L 稀釋劑，取 500 ml 甘油加熱到 60℃，加 5 g CMC 攪拌均勻後，另加 50 ml 已加熱的甘油，繼續攪拌 60 分鐘，把溶液轉移到 1 L 容量瓶中，加 900 ml 蒸餾水，緩慢攪拌冷卻，過夜。爲穩定黏度，使用前要過夜。這種溶液通常用來製做參照摩擦劑或其他摩擦劑的懸浮液。

6. 參照摩擦劑懸浮液

用 50 ml 稀釋劑稀釋 10 g 摩擦劑，所有摩擦劑都用這個比例。通常可以用牙膏作爲參照摩擦劑。如果是牙膏，它內含 40% 摩擦劑，另外是傳統牙膏中其他成分如製成懸浮液，它含有 25 g 參照牙膏樣和 40 ml 水。

7. 牙膏懸浮液

取 25 g 牙膏用 40 ml 水稀釋，每種牙膏製作 8 份這種懸浮液，它的最終體積和濃度都與參照摩擦劑懸浮液相類似。所有這些懸浮液製備後，要立刻使用或機器強力攪拌，以防止顆粒沉澱。

(二)實驗步驟

1. 牙齒的預處理

(1)牙體：為了減少由於牙表面不同引起的誤差，要預先對其進行預處理，預處理包括用參照摩擦劑懸浮液刷磨，但不能用樣品懸浮液刷磨。牙齒樣品在第一次使用前，要經過 6000 次刷磨處理，在每天使用時，要先刷磨 1000 次後才能進入正常試驗，牙刷加在牙齒上的壓力要達到 150 g。並將預處理的懸浮液丟棄。

(2)牙釉質：牙釉質預處理方法與牙齒類似，除第一次使用前進行 10000 次刷磨處理外，在每天使用前，還要進行 1000 次刷磨預處理。並將預處理的懸浮液丟棄。

2. 試驗設計

(1)牙齒試驗設計：試驗可以設計成三明治型和拉丁方格型。

a. **三明治型**：一份參照懸浮液先進行試驗（預試驗），接下來用第一個實驗懸浮液試驗，然後是用第二份參照用懸浮液試驗（後試驗），這個後試驗又作為下一個實驗懸浮液試驗的預試驗，依次類推，直到做完所有樣品。

b. **拉丁方格型**：一份參照懸浮液先進行試驗，對八個以下幾次試驗用的刷頭來說，所有實驗組都隨機選用，而參照懸浮液做的後實驗作為最後的程度。

這兩個設計中，刷頭的壓力均調整為 150 g，根據樣品的照射程度，刷動次數為 1500～3000 次。

(2)牙釉質實驗設計：牙釉質實驗設計與牙齒實驗相同，不同的是，由樣品活性來決定的刷動次數為 5000～7500 次。

3. 取懸浮液樣品

對於牙齒與牙釉質而言，取摩擦懸浮液的方法是一樣的。把一份懸浮液迅速加入到刷磨器上，每份多少取決於計數方法和儀器，通常 3 ml 就能滿足放射線檢測器要求。用注射器取樣很方便，但要仔細操作，取樣後要用水清洗，以免樣品間相混合，從每份懸浮液中抽取同樣量樣品是很重要。如果用圓片式計數系統測放射線的話，要乾燥樣品，乾燥時，至少先空氣乾燥 1 小時，然後放入 60℃乾燥箱空氣乾燥過夜。

4. 校正因子

當使用圓片式計數系統檢測時，牙齒和牙釉質摩擦值實驗都要用到校正因子，當實驗用牙膏中含的摩擦劑與參照摩擦劑不同時，由於摩擦劑對 β 射線的自我吸收和反向吸散射特性有所差異，所以摩擦劑間的真實差別產生嚴重失真。校正因子的意義就是減少這種失真。

(1)準備用藍革─彌勒圓片式計數器檢測的摩擦劑懸浮液校正因子：取一塊經照射的牙齒（或牙釉質）放入 5 ml 濃鹽酸溶解，轉移到 250 ml 容量瓶中，加水至刻度，取 1 ml 這樣的放射線溶液加到參照摩擦劑懸浮液，和實驗中每份以相同樣方法製成的試驗摩擦劑懸浮液中，為中和酸性，加 1.0 ml 的 0.5 mol/L NaOH 充分攪拌懸浮液和樣品。這些校正因子懸浮液與實驗樣品懸浮液一同用於放射線檢測用。

(2)校正因子（C_f）的計算

$$C_f = 4 \text{ 次參照樣品讀數的平均值} / 4 \text{ 次實驗樣品讀數的平均值}$$

a. 液態閃爍檢測器計算用校正因子：樣品秤重，用每分種淨讀數（CPM）除以質量即得到每克樣品懸浮液的淨 CPM 值，這些每克淨 CPM 值代替淨 CPM 值來計算摩擦值。

　　b. **液態閃爍檢測器檢測的校正因素**：主要因素是樣品質量的差別對計算有影響。爲此，每個樣品經刷磨後需稱重精確爲 0.01 g。

　　c. **校正因子的應用**：在計算相對摩擦值前，每份懸浮液的淨 CPM 値除以所用的懸浮液的質量就得到每克懸浮液淨 CPM 値。之後，這些値用於計算相對摩擦值。

5. 用藍革—彌勒圓片式計數器時摩擦値的計算

　　(1)對牙齒的摩擦値：實驗牙膏（或摩擦劑）對牙齒的摩擦値計算如下：

$$平均參照淨\ CPM = （預測試淨\ CPM + 後實驗淨\ CPM）／2$$

$$牙膏摩擦値 = （C_f × 100 × 實驗牙膏淨\ CPM\ 値）／平均參照淨\ CPM\ 値$$

　　(2)對牙釉質的摩擦値：實驗牙膏（或摩擦劑）對牙釉質的摩擦値如下：

$$平均參照淨\ CPM = （預試驗淨\ CPM + 後實驗淨\ CPM）／2$$

$$牙膏摩擦値 = （C_f × 100 × 實驗牙膏淨\ CPM\ 値）／平均參照淨\ CPM\ 値$$

6. 用液態閃爍檢測器時摩擦劑値的計算

　　(1)對牙齒的摩擦値：實驗牙膏（或摩擦劑）對牙齒的摩擦値計算如下：

$$每克樣品平均參照淨\ CPM = （每克樣品預試驗淨\ CPM\ 値 + 每克樣品後實驗淨\ CPM\ 値）／2$$

$$牙膏摩擦値 = （100 × 每克實驗牙膏的淨\ CPM\ 値）／每克樣品平均參照淨\ CPM\ 値$$

(2)對牙釉質的摩擦值：實驗牙膏（或摩擦劑）對牙釉質的摩擦值計算如下：

每克樣品平均參照淨 CPM ＝（每克樣品預試驗淨 CPM 值 ＋ 每克樣品後實驗淨 CPM 值）／ 2

牙膏摩擦值 ＝（100× 每克實驗牙膏淨 CPM 值）／ 每克樣品平均參照淨 CPM 值

四、牙膏及漱口水的防齲齒效果評價方法

本方法參照美國食品藥物管理辦法局規定，用於評價牙膏或漱口水氟的防齲齒效果。

(一)步驟

1. 實驗設計：脫礦的琺琅只用一種牙膏處理，氟進入脫礦的牙釉質取決於微孔活組織切片檢驗技術。

2. 牙釉質樣品準備：用間距 4 mm 的鑽石平行刀片將牛的犬牙切成 4 mm × 4 mm 的方塊，作為牙釉質樣品。將每個牙釉質用丙烯酸牙科材料包埋，只暴露唇面。用濕潤的 500 目金剛磨砂砂紙拋光表面，去掉琺琅表面大約 50μm 厚的表層。然後將樣品用濕潤的 600 目剛磨砂砂紙再拋光 1～2 分鐘。打磨和拋光後樣品方塊用去離子水沖洗。然後將樣品塗上防酸指甲油，中間留出一個約 3.5 × 3.5 的方塊形狀。只有暴露出的正方形才能參與接下來的試驗。

每個樣品用 25 ml、0.025 mol/L 的乳酸和 0.0002 mol/L 的 **MHDP** （**disodium dihydrogen methanehydroxydiphosphonate**）的混合液在室溫下處理 24 小時，使其脫礦，形成 40 μm 深的早期齲齒損傷。脫礦

後，將樣品脫礦液中取出，用去離子水沖洗，儲存在含有少量的去離子水的容器中，封好並貼上標籤。放置 5℃冰箱內儲存備用。

3. 牙釉質起始氟含量測定：微孔活組織取樣技術用來測量被牙膏或漱口水處理之前每個釉質塊中氟的起始含量。將樣品固定在平台上，用一個微鑽頭鑽空，得到直徑（500±5）μm，深 50 μm 的圓柱形孔。由於鑽孔產生的牙釉質粉用 150 μl，0.5 mol/L 的 $HClO_4$ 溶解，再加入 150 μl 的 total-ion-strength adjusting buffer（TISAB）緩衝溶液和 100 μl 的 1 mol/L NaOH 將溶液 pH 值調整至約 5.2。然後用氟離子選擇電極（ORION 9609BN）對樣品溶液進行分析（**Ekstrand, 1977; Vogel et al., 1990**）。氟的濃度可以由當天試驗所得的校正曲線計算得到。

4. 處理：將大約 15 g 牙膏和 45 g 去離子水攪拌混勻（4～5 分鐘），形成牙膏一水勻漿。將牙釉質樣品 4 個一組懸浮於此勻漿中 30 分鐘，保持攪拌。處理後，用去離子水沖洗乾淨，放在標記好的含少量去離子水的容器中，以備下一步氟含量測定。

5. 牙釉質氟含量再測定：經牙膏或漱口水處理後，根據 (3) 描述的步驟再次測定氟含量。

(二)計算

氟濃度（mg/L）轉換成氟的質量（mg）（將 mg/L 氟乘以 0.15 ml，即用來溶解粉末牙釉質的溶液體積）。原始的氟含量（Fi）用單位面積的氟的微克數表示（$\mu g/cm^2$）。經過處理的標本中的氟含量也用單位面積所含的氟的總微克數表示 $\mu g/cm^2$。

氟攝取量由原始的氟減去處理後的氟含量計算得出，用 $\mu g/cm^2$ 表示。

習題

1. 請舉一個常見的牙齒疾病，並說明造成的原因。

2. 口腔清潔的對策爲何？

3. 請舉一個評估牙膏功效的方法。

參考文獻

1. Gillings B R D. 1977. Recent developments in dental plaque disclosants. *Aust. Dent. J.* 22:260-267.

2. Greene J C, Louie R, and Wycoff S J. 1989. Preventive dentistry. I. Dental carries. *JAMA.* 262 (24): 3459-3463.

3. Genco R J. 1996. Current view of risk factors for periodontal disease. *J. Periodontol.* 67 (10 Suppl): 1041-1049.

4. Topbasi B, Turkmen C, and Gunday M. 1998. An investigation of the effect of a desensitizing dentifrice on dentinal tubules in vitro and in vivo. *Quintessence Int.* 29(3): 197.

5. Forward G C. 1991. Role of toothpastes in the cleaning of teeth. *Int. Dent. J.* 41:164-170.

6. Marcus J J, and Ginzler E. 1982. Method for determining the cleaning powder of dentifrice products. Information manual. St. Louis: Missouri Analytical Laboratories, Inc.

7. Stookey G K, Burkhard T A, and Schemehorn B R. 1982. In vitro removal of stain with dentifrices. *J. Dent. Res.* 61:1236-1239.

8. Wulknitz P. 1997. Cleaning power and asbasivity of European toothpastes. *Adv. Dent. Res.* 11(4): 576-579.

9. Chu S J, Trushkwsky R D, and Paravina R D. 2010. Dental color matching instruments and systems. Review of clinical and research aspects. *J. Dent.* 38s:e2-e16.

10. Miyoshi Y, and Sasaki J. 1999. Clinical application of the computer color search system and digital recording method of the building recipe: use of the "Shade Eye file" database. *Quint. Dent. Technol.* 1:69–77.

11. da Silva J D, Park S E, Weber H P, and Ishikawa-Nagai S. 2008. Clinical performance of a newly developed spectrophotometer system on tooth color reproduction. *J. Prosthet. Dent.* 99:361–368.

12. Chen L, Tan J G, Zhou J F, Yang X, Du Y, and Wang F P. 2010. Reliability and accuracy of crystaleye spectrophotometric system. *Chinese J. Dent. Res.* 13:139-145.

13. Grabenstetter R J, Broge R W, Jackson F L, and Radike A W. 1958. The measurment of the abrasion of human teeth by dentifrice abrasives: A test utilizing radioactive teeth. *J. Dent. Res.* 37: 1060-1068.

14. Hefferren J J. 1976. A laboratory method for assessment of dentifrice abrasivity. *J. Dent. Res.* 55: 563-573.

15. Lehnhoff R, and Muller T. 1984. An international collaborative study of laboratory methods for assessing abrasivity to dentin. *J. Dent. Res.* 63(9): 1176-9.

16. Philpotts C J, Weader E, and Joiner A. 2005. The measurement in vitro of enamel and dentine wear by toothpastes of different abrasivity. *Int. Dent. J.* 55:183-187.

17. Ekstrand J. 1977. A micromethod for the determination of fluoride in blood plasma and saliva. *Calcif Tissue Res.* 23: 225–228.

18. Vogel G L, Carey C M, Chow L C, and Ekstrand J. 1990. Fluoride analysis in nanoliter- and microliter-size fluid samples. *J. Dent. Res.* 69:522-528.

中文索引

📖 英文索引

國家圖書館出版品預行編目資料

化妝品有效性評估／張效銘著. －－初版.
－－臺北市：五南，2016.07
　　面；　公分
ISBN 978-957-11-8665-8（平裝）

1.化粧品檢驗

412.36　　　　　　　　　105010881

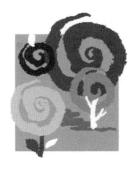

5B22

化妝品有效性評估

作　　者 ― 張效銘（224.2）

發 行 人 ― 楊榮川

總 編 輯 ― 王翠華

主　　編 ― 王正華

責任編輯 ― 金明芬

封面設計 ― 陳翰陞

出 版 者 ― 五南圖書出版股份有限公司

地　　址：106台北市大安區和平東路二段339號4樓

電　　話：(02)2705-5066　　傳　　真：(02)2706-6100

網　　址：http://www.wunan.com.tw

電子郵件：wunan@wunan.com.tw

劃撥帳號：01068953

戶　　名：五南圖書出版股份有限公司

法律顧問　林勝安律師事務所　林勝安律師

出版日期　2016年7月初版一刷

定　　價　新臺幣420元